大醫至簡

刘希彦 著

—— 刘希彦解读金匮要略

湖南科学技术出版社

U0783768

目　录

有这样一种观点，说《金匮要略》是伪书。说到伪书的问题，那些时代久远的经典不可能每一句话都是初始版。就像老子的《道德经》，据考证，今天看到的最早的《道德经》版本，距老子在世的年代还有几百年。几百年的时间，竹简刻字，一本书传刻成另外一本书，说一句话传三个人就会变，我们今天读到的《道德经》还可能是《道德经》原文吗？但不能否认《道德经》护佑了我们几千年，到今天还在影响着这个世界。

《伤寒杂病论》这部书，包括上卷《伤寒论》和我们现在要讲的下卷《金匮要略》两个部分。此书是由张仲景根据伊尹的《汤液经》论广而成。此书从商代伊尹算起，是三千多年；以张仲景生活的东汉而论，到现在也将近两千年了。为什么有些经方家会认为《金匮要略》是本伪书，是因为他们看到了《金匮要略》里面不类《伤寒论》语境的地方很多，甚至于有些条文和方子直接注明了出自某某后世的书，比方说出自《外台秘要》，这是唐代的文献。说明后人在传抄过程中会把自己的东西放上去，有的注明了，有的也没注明。

其实《伤寒论》也有这个问题，只是没《金匮要略》这么严重。站在另外一个角度来说，文字的真伪也不是完全不可克服的障碍，因为古圣先贤传道并不重文字。很多古圣先贤并没有留下自己的书，孔子就没有留下自己的书，他一辈子坚持述而不作，也就是自己不著书，只是编订古籍。张仲景也是在编订古籍。皇甫谧的《针灸甲乙经》序文上是这样记载的："仲景论广伊尹《汤液》为十数卷，用之多验。"（《汤液》就是《汤液经》。在我们的文化传统里，既称之为"经"，便要有揭示世界本质的高度，也就是"道"

的高度，所以先秦能称之为"经"的典籍就很少，如《道德经》《易经》等。先秦之后，称之为经的书只有两本。所谓经方是指《汤液经》上记载的方子。医方前面加了个"经"字，可见其份量。）

我们的文明成熟得早，在汉代之前就已经有数千年的历史了。代表中国文化各个领域的最高成就很多都在先秦，现在学术界越来越有这个共识。那时候有个特点，文化的承载者并不重视立文字。很多的圣贤就不传文字，或者只传极少的文字，比如老子。他们认为，圣贤只是天地的管道和触须，无论是通过口传心授的教导，还是借助有限的文字，都是要让你学会去体察天地间实实在在的规律，文字只是天地的指示牌，而不是抵达的终点。今天的人很喜欢在文字和理论里绕，名之为学问。

所以，真正的善学者，都只是向文字借道，借一条路而效法天地，师法自然。不善学者，"百年钻故纸，何日出头时？"（［唐］神赞）。这样就能理解为什么《伤寒杂病论》文字那么精简，概念那么少，用后人的眼光来看，实在显得没什么学问。你看那些明清的医书多么的有学问，一本医书写下来考个状元都没问题。张仲景不是这样，他只是在讲人体实实在在的现象和规律，人身就是小天地，其大无外，其小无内，如是而已，而不用过多的理论名相来搅扰你。

从这个角度来讲，《伤寒杂病论》只是船，若是弃了船登了岸，这个医学就成就了。还在搅扰《伤寒论》里的名相和概念，是很难真正学通的，因为船并不是彼岸。要学会用《伤寒杂病论》的觉知去阅读人体的第一手资料，先体察后实战，而不是总在理论和概念上打搅。所谓"百战归来再读书"（［清］曾国藩），书也才有可能真正地读懂。

回到文字本身，如何辨伪是个问题。辨伪的方法有很多，重要的是找到一以贯之的东西，也就是与上卷《伤寒论》一以贯之的东西，因为《伤寒论》是公认保留原文原貌比较多的。

我们先来看看《伤寒论》的语境是什么？比如不立病名；比如方少药简；比如辨证施治，而非辨病施治；比如人体怎么做你就怎么做；比如顺势而为，顺应和治理人体的六种排病渠道和模式……这些思想和方法在《伤寒论》里已经讲得很详尽了，就不赘言了。

有人说《伤寒论》的条文像密电码，通常是罗列一些"证"，如汗出、体痛、口苦、咽干、呕逆、腹满之类，似乎每一条看上去都差不多，但是，只要有个别的证不同，方子立刻就变了。这就是《伤寒论》的辨证特色，是很细致的功夫。

比如说，单一个头晕，很难得出准确率高的结论，因为很多情况下都有可能头晕，若再合参一两个证就清晰了：头晕合小便少或渴不欲饮，就是水饮引起的头晕；头晕合口苦咽干，就是少阳证的头晕。这就是《伤寒论》的辨证心法，多个证指向一个答案。单一的证来判断行不行，也行，但不可能达到很高的准确率。

证所能证明的多为排病途径，关于能量是阴还是阳还要加上对脉象的判断。脉上定阴阳是准确率很高的。阴阳加上排病途径，于是就可以定方子了。读过《伤寒论》的就知道，全书的核心条文，绝大部分篇幅只是脉和证的描述，尤其是证很丰富。这个逻辑非常的清晰，就是根据人体实实在在的反应来处理问题，并没有那些繁奥的理论。

《伤寒论》的原则是必须全面问证，且脉证相应，因为一个条件的进入或改变，就会引起结论的改变。全面的证据拿到之后，就像法院断案一样，互证互参，去伪存真，然后再取大象抓大局，才能得出结论。《伤寒论》之所以能成为一套治愈率高的医学，在操作方法上靠的就是这种律法精神，其易学易用靠的也是这种律法精神。

不这样全局而严谨的来辨证能不能断，也能，但失误率高。比如乏力就是气虚吗？小便黄就是有热吗？不用医生说，就便自己觉知一下也能知道，温病和实热出现乏力的情况很多；阴寒证小便黄的也很多，阳热证常常小便清长色白。可以说，离开多证互参，任何局部现象想指向准确率高的结论都很难，这就是人体的现实情况，并不会因为各门各派的理论不同而改变。比如说准确度极高的脉上断阴阳，可以说在绝大多数情况下都很准，但也有极少数的例外。比如偶见阳明里实证，由于气血被瘀堵牵制于里而不得出，所以脉似阴，只有证上显现出里实或里热，这时候用泻药一通，脉反而盛了起来。这种情况也不难辨，因为证与脉会有反差，所以要互参，然后去印证，看看是不是服了泻药反而里通而脉出转盛。

后世的医学，总是习惯于以偏论病，谓之经验和流派特色，临证基本上搭一下脉，看个舌头，至多简单问几个症状就开处方了。证都不全，自然谈不上全面的辨证，更谈不上效法仲景，因为仲景之书大部分篇幅都在说证上的细致功夫。

《伤寒论》和《金匮要略》原为一本书，明白了这个一以贯之的东西，是从《金匮要略》里去伪存真最好的办法。有观点认为，《伤寒论》的方法是用来治外感病的，不能治内科病，这种观点不值一驳，看看古今经方家的医案就知道了，亲自去印证更便捷。经方的核心思想是治理人体的排病模式和渠道，排病模式和渠道不分大病、小病、内病、外病。很多知见皆从不得要领而来。

在讲解《金匮要略》之前先来回顾一下《伤寒论》的辨证原则。怎么回顾，当然不是把六经辨证重复讲一遍，而是用中医界常用的"八纲"（即阴阳、表里、寒热、虚实这八个概念）理论来旁通。《伤寒论》通汤液学的源头，溯本清源，看看"六经"和"八纲"能否在一个统一的语境里来解读。

八　纲

六经辨证之外，后世通行的是八纲辨证理论。这两个辨证系统是否矛盾？这两个辨证理论首先都是用来认识和理解人体的，人体的运行机制只有一个，基于同一个人体机制，解读上应该是可以达成统一的。关于八纲的定义，中医界历来比较混乱，众说纷纭，现在按照经方的思想，先将八纲的定义明确。

八纲——阴、阳，表、里，寒、热，虚、实。

都说八纲是中医的常识，事实上我们混淆的往往也是常识。比方说，什么是阴阳？有人会说，寒就是阴，热就是阳。那么说寒热就好了，为什么要另出一个阴阳？有人说：气血亏虚就是阴，气血充足就是阳。可大家在说"虚寒"这个概念的时候往往说的也是气血亏，说这个人太虚了气血亏，或太寒了气血亏，那虚和寒又是什么？这些概念落到实处常常不明确。

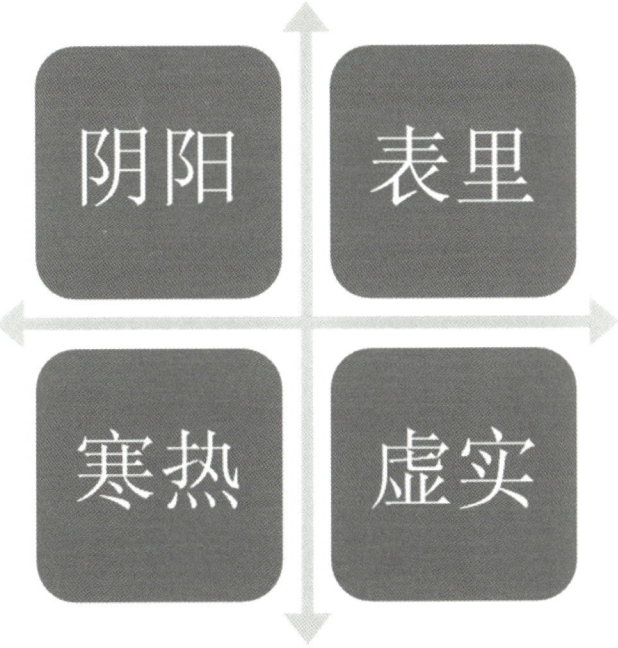

●阴阳

阴阳是大而化之的概念，是一个事物的一体两面。

举例说明：高处是阳，低处就是阴；明亮的是阳，昏暗的就是阴；树叶的正面是阳，反面就是阴；人体的后面是阳，前面就是阴；人体后面的上部是阳，人体后面的下部就是阴。阴阳可以概括一切事物，就看具体对象是什么。

以《伤寒论》里临证治病的运用原则而论，阴阳主要指的是能量的多少，也就是书中所说的"津""血"的多少。比如《伤寒论》里常用"津液虚"来表达"阴"这个概念。津血充足，人体对抗疾病就会呈积极亢盛的反应，此为阳证；津血虚少，人体对抗疾病就会呈消极虚衰的反应，此为阴证。（阴阳的临证判断方法，在《大医至简——刘希彦解读伤寒论》里有详细的讲解。）

凭脉象断阴阳是最能接近准确的。方法就是看血管里面血的多少，因为这个对气血的体现最直观。就像看一辆车有没有油，最直观的是看油箱。油箱里面有油，就是静止不动，能量也是阳；油箱里的油快没有了，就是时速跑一百八十公里，能量也是阴。要看本质，不能以现象来论。

人体也好，机器也好，在维持日常的使用上，主要也就是能量和渠道这两个问题。能量少会致病，能量过多也会致病。好比电压过低机器会出问题，电压过高机器也会坏。能量居中才是正常的。无论能量处于何种状态，都有可能发生渠道的故障。车有油就能正常运行吗？不一定，因为还有渠道问题，比如油路堵了，或哪个硬件出故障了。

●表里

表里，简而言之，就是人体排病的势能方向，也就是渠道问题。人体想往表排病，还是想往里排病。再有一个"表里之间"的概念，现在惯称"半表半里"。这三个层面的辨证是《伤寒论》的原文里讲得最多的问题。

阴阳和表里构成六经辨证的基本概念。

以太阳病为例，这个概念里包含的两个基本点：表和阳，为人体正试图往表排病，且能量处于阳的状态。

若表里阴阳的证混合在一起，局面比较复杂的时候，就必须遵循如下辨证原则：

若为阴，或津液虚明显，以能量为先来处理。

在排病层面上，有大局（也就是哪个层面的证更典型更严重）时以大局为重。

若大局不明显，表阳和里阳合病，先表后里；三阳合病，治从少阳。

●寒热

寒热和阴阳的概念经常混淆，比如，以为热就是阳，寒就是阴。

在《伤寒论》里面不是这样。阴阳指的是人体整体的能量。如果说这个人能量是阳，常规指的是整体的阳，不会说又阴又阳。但寒热不同，可以胃寒肠热；脚寒手热；上焦寒下焦热；表热里寒。寒热是温度的概念，是局部的，而且，几乎没有绝对意义上的整体寒热。如果一个病人全身上下已经无处不寒，或无处不热，不大可能，那样的话这个病人可能已经留不住了。

一个哪怕极阴寒的病人，也可能会有局部的热证，比如咽喉发炎，眼睛经常红，或者心烦思虑多，这个就是局部的热造成的。有的人怕冷，腰也凉，腹部也寒，脉也弱，但胃口还可以，那说明在胃这个局部是热的。

阳证的病人可以有局部的寒；阴证的病人也可以有局部的热。大局是热证的病人可以有局部的寒，大局是寒证的病人也可以有局部的热。比如说柴胡汤证就是阳证的寒热夹杂，乌梅丸证就是阴证的寒热夹杂。总之，寒热是局部的且不稳定的温度现象，变化也快；阴阳是相对整体的稳定的能量状态，变化相对慢。要想辨证精准，阴阳寒热这两个概念要分开来辨识，不可混淆。

处理寒热问题，在临证上首先是要依从大方向。大方向是寒，当成寒来处理；大方向是热，当成热来处理。轻微的或者局部的寒热可以不去管。此时若用药驳杂，寒热杂投，一旦和大方向相左了，常常用之不验。

那什么时候可以寒热药杂投呢？要以脉的阴阳为准绳。比如说，脉的阴阳偏向不明显，且同时有寒有热，可以寒热药杂投，比如柴胡汤证里有黄芩也有生姜。

脉若是明显的阳热证，就算有一点局部的寒，一般来讲不要去管，一管就会影响疗效。

脉若是阴，同时又有局部的热象，热象若不明显，也不要去管；若热象还比较明显，可以在扶阳建中药里加少量寒凉清泻药，比如 50 克以内的生石膏和 10 克以内的黄芩和大黄。

原则上是尽量不要用和大方向相左的药，用也是轻用，决不可带偏。此处是临证的关键，不可不慎。表里原则也很重要，但表里辨证不那么容易弄错，而寒热常常容易偏离法度。

● 虚实

什么是虚证和实证？

比方说，一个人有便秘，大肠里堵住了，这就是实。一天腹泻了好多次，大肠里处于空虚的状态，这就是虚。虚实在《伤寒论》里是指物理概念上的空虚与堵塞。比方说，汗多的人，可以认为是表虚；很难出汗的人，可以认为是表实。这也是空虚和堵塞的关系。

诸如气滞、水湿、痰饮、瘀血、宿食等这些人体的瘀堵都是典型的实证。

人体有没有可能出现虚实错杂的情况，当然是有的。比方说，妇人里有瘀血，但同时汗出多恶寒恶风，则里的瘀血是实，表的恶寒恶风是虚。比如承气汤证的谵语，下焦的便秘是实，头部因津液缺乏而产生谵语来急调津液是虚。这种情况用承气汤泻实，津液自然回来了，直接补津液反而助热加重病情。所以临证上不可见虚只想到治虚，见实只想到治实，要看其本末主次。

阴证的人，胃里面津血虚少而消化弱，但同时有便秘，这时候只是泻实，通常是解决不了问题的，大黄吃了有时候没反应，或者泻了几次，然后又再次便秘。用炮附子干姜，大便反而通畅了。

或有气血虚的人，怎么补气血都补不回来，辨证下来有瘀血，用一些去瘀血的药，因循环通而血生，气血很快就回来了。有一次我带教治一个妇人，怀不上孩子，医生说是气血亏，补气血药一吃几个月都补不上来。辨证有瘀血，用大柴胡作主方，里面又是大黄又是枳实，后世认为都是伤血伤气的药，结果服药一个星期后，脉象明显变充实了，与以前判若两人，病人的精神状态也明显好转。

虚实的问题在临证上是很容易被混淆的，尤其在虚实夹杂的情况下容易着相。这个需要辨清因果关系，是因虚导致的实，还是因实导致的虚。原则上还是看哪个明显和严重，用抓大局的思路来办。

如果实证和虚证都差不多明显，难以分清本末主次，按照经验，以治实为主常有好的疗效，因为循环通畅就能自然生成能量，所谓"要想富，先修路"，如果路都不通，只是去补虚补津液，终难自生。这就可以理解，为什么《金匮要略》里讲实讲得多，讲虚讲得少。

虚实问题的用药原则，和寒热原则差不多，也是大方向明确一定要按大方向办，尽量不要用药驳杂。若大方向不明确，也就是说虚证和实证难分本末主次的时候，才可以虚和实两个方向的药夹杂用。

治实的药一般来讲是辛开苦泻的；治虚的药分扶阳建中类和甘酸滋腻类，这部分甘酸滋腻的药和治实的药容易互相掣肘。就像有些脏东西拍一拍刮一刮也就掉了，沾上了水反而不容易洗干净了。

如此来理解八纲，八纲的定义就清晰了。回到源头，八纲辨证和《伤寒论》六经辨证应该是统一的。何为"六经辨证"，"经"者路径也，是指人体排病的六条途径，落实到具体的临证，无非就是这八个方面的具体问题，《伤寒论》里也是这样来辨证论治的。这八个概念不混乱了，看人体也就了了分明了。

我们在总结《伤寒论》的时候，说六经辨证包含三个大方向上的问题：阴阳、表里、瘀堵。那寒热为什么不在其中？因为具体到方药的时候都在讲寒热。比如同样是太阳病，偏热的就是麻杏石甘汤，偏寒且津液虚的是桂枝汤；小柴胡汤证偏热的要再加生石膏；阴证而有局部的热，那就是通脉四逆加猪胆汁方和乌梅丸方；外热里寒，上热下寒的症状，可以生石膏、黄连、黄芩和姜同用。治湿热的三仁汤里面有辛温的白蔻，因为胃有局部的寒。（三仁汤是《温病条辨》里的方子）

寒热是具体处方立药的时候需要随机考量的问题。每一类药物都有其寒热的分工来适用于人体的不同情况。比如治湿热的茵陈蒿、连翘，治湿寒的生姜、桂枝、白术；治偏热的瘀血要用桃仁、牡丹皮、大黄；偏寒的瘀血要用当归、川芎。

《伤寒论》的语境是比较纯粹的，比如不立病名，比如用药极简，比如反复的在讲津液的问题和表里渠道的问题，而不是讲病。因为这是一套顺势而为的势能医学，是通过治理人体应激选择的排病渠道来对治万病的，大道至简。如果不遵循《伤寒论》的这种辨证特色，还是用以方药对病的思路去运用经方，想要达到经方该有的疗效就会有困难。

到了《金匮要略》里大家会发现，以方药对病的条文多了起来，而且偶尔也出现了一些具体的病名。这是因为《金匮要略》里后人加上去的东西比较多，相当一部分直接注明了出处，考证起来并不困难。读一本不是原貌的书，要看大方向是什么。《金匮要略》的目录就已经体现了此书的大方向，其所谓的"病"是：痉、湿、中风、历节、血痹、虚劳、胸痹、腹满、痰饮、瘀血、肠痈……这些都不是现在所定义具体的某个病，讲的其实是"虚"和"实"的问题。比如痉、中风、虚劳，这都是津液虚的情况下产生的现象；比如腹满、痰饮、瘀血类则是瘀阻的问题。

《伤寒论》在虚和实的问题上讲得并不系统，尤其是"实"，只略涉及了一些。《金匮要略》在这两个方面就比较系统了。所以《金匮要略》的立论主方向是虚和实。掌握了这一点，就把握住了《金匮要略》的核心。

我们学医圣，学《伤寒杂病论》，首先要学什么？首先要学的是学术立场，此书的理论和名相是最少的，后世的医学理论则很繁复：五行生克、经络脏腑、五运六气、天干地支，同时还有各种经验方和偏方掺杂在一起，这些在《伤寒论》的文本主体里都没有。（个别的地方涉及只言片语，因为和整个文本的学术思想不统一，有的甚至连文字风格都不统一，更无前后的系统联系，所以很容易分辨是后人加上去的。）为什么没有？因为法无定法；或云一切定法皆非正法；《金刚经》云："亦无有定法如来可说"，即是此意。比方说，水往低处流。这是一个定法，无论按东方思维说水性沉潜，还是按西方思维说地心引力法则，都看似是绝对的真理。但果真如此吗？落到实处却是不一定的。如果遇到冷的环境，水会变成冰；如果遇到热的环境，水会上行气化；如果遇到干燥或吸水的物质，比如纸和海绵，水有可能会被反向吸走，而非下流；如果水过于黏稠，也会失去流动性。可见，临到具体的情况，没有一个固定的理论是绝对合用的。所以中医上搞出那么多的定法，却总是时验而时不验。《伤寒杂病论》的特点就是没有定法，比如多证互参；比如病在表从表解，病在里从里解的就近原则；比如取其大者的大局原则，总之一切以当下的自然发生而论。

可以说，张仲景继承《汤液经》而成的《伤寒论》，其上古思维是抛弃了一切名相和定法的自然法，甚至连人体的症状也只陈述有限而常规的那么几十个，舌相和面相都极少提及，这么常用的辨证信息都不详尽，遑论其他。张仲景为什么要把这套学术思想做成极简？因为他找到了根本，找到了一大堆工具当中最好用的那一件：就是立足于人体的能量循环和排病模式来统摄万病，切实根据人体当下的"证"据来指导组方用药。

世上治病的方法很多，不限于方药。风水也好，命理也好，祝由也好，只要用究竟了，都能起到效果。这个世界是全息的，是息息相关的，任何一个局部的信息都和整体的信息是一体的，如今科学亦能证明这一点，不足为怪。你只要有本事改变一个点，就能改变全局。但不是所有的方法都一样便捷。比如柴灶里的火烧不着了，调厨房的风水有没有用？调烧火人的心性有没有用？念咒有没有用？不能说没有用，但都不如把灶膛子弄通了更直接好用。只要灶膛子上下是通畅的，火一定烧得着。也不是任何理论都能拿来指导方药，因为每个局部又有每个局部的特性，每个法门有每个法门的尊严。用罗盘去算命，肯定没有排四柱好用。把什么理论都请进中医里面来只会多则惑则乱。

我们面对浩瀚的中医理论海洋，不就是苦于难辨真伪，难以取舍吗？张仲景替我们取舍好了，也经过了近两千年来无数医家的验证。如果再用各种繁复的理论去进行解构，岂非叶公好龙？要学好医圣只有一个办法，就是勿自欺。所以我们要有足够的诚意和见地回到医圣这里来。学《伤寒论》既要看《伤寒论》讲了什么，更要看《伤寒论》不讲什么，其实在避免走弯路上后者更重要，也才能保证法脉的传续。

解读《伤寒杂病论》的上卷《伤寒论》，我是逐条逐字的解读原文。《金匮要略》不比《伤寒论》，可靠的文字比较少，其间更多后人加上去的东西，所以这次讲金匮侧重于将里面的理法提炼出来，并结合临证去阐释，而非逐条讲解。

《金匮要略》的第一章"脏腑经络先后病脉证第一"，学术界普遍认为是晋代王叔和加上去的，略去不讲。

这一章讲"痉""湿""暍"。

这是三个具体的病名吗？不是。我们都知道《伤寒论》不讲具体的病。这是三种能引发疾病的人体状态。"痉"是比较严重的津液丧失的状态；"湿"是水湿证；"暍"可以理解为是前两种情况都具备的状态。这三种人体状态可以关联一切相关的疾病，就像受了寒湿可以引发感冒、颈肩病、风湿、胃病、肾病、心血管病等各种具体的病一样。治理好这些问题，相关的一切疾病人体也就能迅速自愈，这就是经方医学的论治逻辑。

从八纲而言，"痉"是虚，"湿"是实，"暍"是虚实夹杂。此三条放在同一章里面互参，正是体现出《金匮要略》的立论点：以虚实立论。

痉病在症上以项背强急，身热足寒，甚至口噤，抽搐反张类反应为主要特点。在《伤寒论》里我们学过，人体出现诸如强急、痉挛、颤抖之类的症是人体调集津液的反应。在局部津液缺乏，或需要临时调集能量来应对突发状况的时候常有这类反应。若能量不能调集到位，这种反应就不能解除，于是便出现痉病的特征。此为痉病的原理。

《伤寒论》里的六经病，主要是从阴阳和表里层面来立论的。而痉病是从虚实来立论的，属于虚的范畴。六经病都有合并发生痉病的可能。

湿证好理解，水湿困积于肌体内，属于实证。

暍病怎么理解？典型的就是夏天暑湿证，也就是我们常说的中暑。为什么这是一个单独的类型？因为夏天的特点是高温高湿，会同时发生两种情况：内有水湿困积不气化；外为汗多，津液大量耗散，于是里实和外虚便同时出现了。

痉 病

我们说《金匮要略》没有《伤寒论》保存完整，许多章节条文并不可靠，但第二章应该是保存相对完好的，可以看得出来，主要的条文和《伤寒论》在行文立论上是一以贯之的。择要讲解一下。

◎太阳病，发热无汗，反恶寒者，名曰刚痉。
太阳病，发热汗出而不恶寒，名曰柔痉。

这里延续了《伤寒论》的语境，一上来就讲症，也就是人体的具体反应。无汗是刚痉，有汗是柔痉。这个语境很熟悉，在《伤寒论》里区分伤寒和中风，也是以无汗和有汗为主要特征来区分的。有汗无汗只是相，不能只着眼于相，要看后面的实质。实质是能量有没有缺失。

既然如此，我们讲津液就好了，为什么又要再立刚痉和柔痉这两个名相？完全没有名相，学起来没有抓手之处；有了名相，若着眼在名相上，又容易忽略后面的本质。这就好比以船渡人，一上来就否定船，以之为高境界，这是不对的，没有船你过不去；过了河还留在船上也是不对的，就应该下船。若把握住了柔痉和刚痉的实质，这两个名相就可以丢开了。

◎太阳病，发热，脉沉而细者，名曰痉，为难治。
太阳病，发汗太多，因致痉。
夫风病，下之则痉，复发汗，必拘急。
疮家，虽身疼痛，不可发汗，汗出则痉。

为什么脉沉而细的痉病为难治？脉沉而细为阴证的指征，在人体整体能量为阴证的前提下治痉病，那一定是更困难的。在这里需要解释一下，阴阳代表整体的能量，而痉病常有可能是局部的能量失衡或急性的津血流失。这样才能理解为什么阳证也有可能发生痉病。

风病、疮家不可发汗，发汗后则痉。生病了，人体本来就要调动大量的能量去应激解决，此时再强行发汗，更消耗了能量，就容易发生痉病。

◎病者身热足寒，颈项强急，恶寒，时头热，面赤目赤，独头动摇，卒口噤，背反张者，痉病也。若发其汗者，寒湿相得，其表益虚，即恶寒甚；发其汗已，其脉如蛇。

这一段讲的是痉病的常见症。

"病者身热足寒"。身热，说明人体要调集能量从表排邪，能量往上往外调动，脚就凉了，这是一个津液虚的象。

"颈项强急"。说明能量有局部的明显不足。《伤寒论》里讲过，诸如人体的强急、僵紧、拘挛反应为津液不足的反应。

"恶寒，时头热"。恶寒是一种津液虚的常见反应。注意，《伤寒论》的原则是单一证不可断，比如有些没有透发出来的温病，或里有瘀堵的实证也会有恶寒的反应。辨证要多证互参，且脉证相应才能定案，所以单单一个恶寒不能断为津液虚。接着又加了个条件"时头热"。人体排病邪可以整体发热和持续发热，只是时而头热，说明能量不够，不能持续支持。

"面赤目赤"。由里达表的大循环不畅，能量壅塞于上会发生面赤目赤。为什么循环不起来，常见的情况是能量不足。

"独头动摇"。按《伤寒论》里的理解，一切不常规的抖动都是局部缺失津液而产生的急性调集反应。我们可以体会一下举重物的时候手抖，这就是人体用抖动往手上急剧调集能量。举重物时手抖往往很难发生骨折，骨折常发生在猝不及防当中，因为人体还来不及调集能量来应对。

"卒口噤，背反张"。卒口噤就是讲不出话来；背反张是人体肌肉僵硬紧张到后背不能伸直。这是比较严重的痉病了。这种严重的反应出现于热证比较多，因为热证在短时间内消耗津液更快。

接下来讲，这种情况下如果再发汗，就会表更虚而恶寒。所谓"其脉如蛇"是一种津液急速回复之象，可以类象空水管里忽然过水，水管也会像蛇一样扭动。

从这一系列貌似没有关联的症后面，我们可以清晰地看到那个一以贯之的东西：本源其实是津液问题。如此重复罗列，是为了教我们一个觉知原则：就是用能量的思维去觉知人体。包括《伤寒论》里讲的辨析人体的排病势能和走向，也是实实在在的用能量思维来觉知，然后再依据顺势而为的原则去治理。医之一法，无非一个"顺"字，人体怎么办你就怎么办，别自行其是，顺着人体自身的势能去作为才能无为而无不为，才能效如桴鼓。

人体的现象是很复杂的，我们要学会举一反三。比如身热足寒是不是可以引申为上热下寒？可以。上面调能量，下面就虚寒了，也说明津液虚。颈项强急是不是可以引申为肩背僵紧？独头动摇可不可以引申为各种抽动证、抖动证、颤动证？面赤目赤是不是可以引申为头部的证，以及一切上热上亢加胃弱津液虚的情况，亦可关联到少阳证？这都是可以的。

关于痉病的这一段条文，学透了的话，你看人体就不一样了，若能从证上觉知到人体的能量运行，人体在你眼中就是气态的了。

◎暴腹胀大者，为欲解，脉如故，反伏弦者，痉。

夫痉脉，按之紧如弦，直上下行。

痉病，有灸疮，难治。

津液回复的腹部忽然胀大，这种情况应该很快恢复正常，跟里证的腹胀很好区别，里证的腹胀是持续的。人体在能量少或有瘀堵的状态下，汗不容易出，屁也比较少，有便秘也不难受。当人体能量充足，人体会积极地祛除瘀堵，这时容易有易汗出、屁多、腹胀，且大便稍有不畅就有憋胀感。这里说的腹部忽然胀大的情况虽少见，但原理是一样的，是病要解了，循环已通，能量在迅速回复。

《伤寒论》里常常会讲到一些典型而极端的情况，在临证的时候其实不多见，这时候就要学会根据其原理去体会同类却又不那么严重的证，那些类似的常见证对临证更有意义。

"夫痉脉，按之紧如弦，直上下行"。这种紧弦而直硬的脉象很多见，尤其是有食瘀血瘀的老年人常会出现这种脉象。脉弦而硬除了体现瘀堵之外，也是一种津液虚的象；脉顺滑而流畅的，相对于弦硬，在脉体大小相当的前提下，前者的能量更充足。所以说这是一个痉病的证。老年人在常态下难免津液虚和瘀堵同具，所以身体是僵硬的，肤色也是枯槁晦暗的，出现这种脉象，只要不太过，亦可视为常态。所以老年人更要清淡饮食和少食，且适度运动，才能保证循环通畅。

◎太阳病，其证备，身体强，几几然，脉反沉迟，此为痉，栝楼桂枝汤主之。

栝楼桂枝汤方

栝楼根二两　桂枝三两　芍药三两　甘草二两　生姜三两　大枣十二枚

上六味，以水九升，煮取三升，分温三服，取微汗。汗不出，食顷，啜热粥发之。

◎太阳病，无汗而小便反少，气上冲胸，口噤不得语，欲作刚痉，葛根汤主之。

葛根汤方

葛根四两　麻黄三两（去节）　桂枝三两（去皮）　芍药二两　甘草二两（炙）　生姜三两　大枣十二枚

上七味，哎咀，以水七升，先煮麻黄、葛根，减二升，去沫，内诸药，煮取三升，去滓，温服一升，覆取微似汗，不须啜粥。余如桂枝汤法将息及禁忌。

◎痉为病，胸满口噤，卧不着席，脚挛急，必龂齿，可与大承气汤。

大承气汤方

大黄四两（酒洗）　厚朴半斤（炙，去皮）　枳实五枚（炙）　芒硝三合

上四味，以水一斗，先煮二物，取五升；去滓，内大黄，煮取二升；去滓，内芒硝，更上微火一两沸，分温再服，得下止服。

痉病虽为一个新的名相，看其处方，却还是《伤寒论》里的方子。条文里列举了三种情况下的三个方剂，分别是栝楼桂枝汤、葛根汤、大承气汤。

这是六经病里的常用方，说明《金匮要略》的立论处方并没有脱离六经辨证的大框架，也说明解决问题还是要先从六经大层面下手，先解决阴阳表里的大问题，再来解决痉病这种虚实上的问题。

桂枝汤里是加了栝楼根的（又名天花粉，是含黏质的滋养津液的药，没有地黄、阿胶滋腻，同时略具解热的作用），而葛根汤和大承气汤直接用的就是原方。说明大局面处理好了，大循环有了，津液自然会回复。

这三种情况分别是：有汗出，能量有损失的太阳病合痉病，用栝楼桂枝汤方；表实无汗的太阳病合痉病，用葛根汤方，葛根也是能滋养津液的，不滋腻，且具上行之性；里有瘀堵的阳明病合痉病，用大承气汤。

为什么不在大承气汤里再加滋养津液的药呢？比如天花粉、麦冬、葛根、炙甘草、大枣之类不那么滋腻的。这是因为治病贵在大局和主方向明确，大局就是里有实热牵制和消耗了能量而引起的津液虚，下了实热，津液自然就回来了。如果热象明显，加上天花粉和生地黄这样的滋养药，犹如火上浇油，反助火势；如果瘀堵严重，加上甘草、大枣这样的和缓药，又容易减缓药势，祛邪不力。所以用药要注意规避和大方向相左的药。如果脉象有明显的津液虚，或有阴虚阳亢之象，或取证有明显的胃弱，这些药才可以加。

经方医学有一个重要原则，就是没有一个原则可以独立形成定论。比如，炙甘草、大枣这类甘而缓之的药，理论上是会缓和攻下之性的，所以大小承气汤、抵挡汤这类攻下的方子里都没有炙甘草。可是，如果病人有明显的津液虚，不加这一类的药反而攻不下来。说一个学生的案例，有病人喝承气汤，喝了好几次都不下，打电话告诉这个医生，医生认为是有津液虚，便叫病人去路边买那种饴糖类的甜点来吃，吃了之后大便立刻就下来了。饴糖的甘温之性胜过炙甘草、大枣，结果不吃不下，吃了就下，可见没有一个定法能指导所有情况，临证只有全局的判断和取舍才是可靠的。所谓经方，而非经验方便是此义，总之是随当下脉证治之，不主观不自行其是为上。

条文里讲的"几几然"（项背僵硬如鸟背状），"脉沉迟"，"气上冲胸，口噤不得语"，"口噤，卧不着席，脚挛急"，"齘齿"都是津液虚的象。

脉沉迟这个定义是很精准的。沉是位置，而非充实度，所以不能定阴阳；如果是沉弱、沉细则偏阴证，这里是迟，迟缓，也非直指脉的充实度，在能量上最多只能体现津液虚，而非阴证。所以是桂枝汤为主方加天花粉，而不是桂枝汤加炮附子。

齘齿就是磨牙，可以理解为谵语的类似证，可指向肠道不干净。因下部有实，人体的能量往下调动去祛除这个实，而导致上部津液缺乏，所以发生齘齿和谵语这样的亢奋躁扰的反应，这是人体又要往上部反调津液以保证供应。人体就是在能量的正调和反调之中，既保证能祛除病邪，又保证局部的能量不至于过度缺乏而让肌体脏器受到损害。

有学生向我咨询一个医案，说遇到一个面瘫的病人，辨为大承气汤证。大承气汤下了两剂，只治好了一半。他觉得惭愧，向我请教，说为什么只好了一半。我详细询问之后告诉他大承气汤没有错，只是实热没有那么严重，同时又有津液虚，那就还要合治，用大承气汤加天花粉、葛根类的药就会好得更快。他去一用果然如此。治病是一个权衡问题的过程。大局明确当然要服从大局，用了跟大局方向作用相反的药，疗效会掣肘；大局不那么明确就要综合衡量明显的问题有哪几个，那就要合治。总之，法是活的，什么是明确，什么是不明确，如何拿捏，这就需要临证的时候自己去揣摩。

承气汤能治面瘫，从以药治病的角度来看是不好理解的，但从能量思维来看却可视为正治之法。以我的临证体会，诸如风湿肢节痿废类的病，承气汤使用的概率不低。常治此类病的医生有没有这样一个体会，病人四肢关节阴寒水肿，甚至体表一派虚衰之象，但脉象又是充盛的，请问能量到哪里去了？这就有可能不是能量的多少问题，也不仅仅只是局部痹阻问题，而是因实致虚，因里瘀里实而致外虚，只是去解表疏风扶阳或行外治法是很难治好的。这种情况下若主用泻下之法，再随证配合解外活血的药，反而有速效。

我有一个朋友的孩子是面部抽动症，找过很多医生都治不好。他跟我学了中医，然后自己动手，种种方法试了半年也治不好。继续一边学一边琢磨，终于有一天想到了这个因实致虚的道理。再辨证一看，孩子虽然没有明显的便秘，但的确面色黄暗，有瘀堵之象，且食多而运动少，喉咙中总感觉有痰，脉象偏阳，未至热重，脉证合参，辨为里有瘀堵。处轻剂量的承气汤加上陈皮、厚朴、桔梗类理气化痰的药，仅仅两三剂药就把这个孩子治好了。

之前找过那么多有名气的医生，也有研究《伤寒论》的，为什么没有想到这么治？可能是因为没有见到便秘。大便的问题不是通畅与不通畅那么简单的问题，有时候是通而不畅，就算每天有大便，不等于肠道里面就排干净了，就没有毒素沉积，更不等于下焦没有气滞或瘀血类的其他瘀堵。所以还要结合其他的证，以及病人的生活习惯来综合看。

从用药来说，并不一定是见到便秘才能够用大黄、芒硝。你若认为便秘才能用大黄、芒硝，就窄化了它的用途。大黄、芒硝是打通自里排病的渠道的。只要人体的意图是往里排病，或里有瘀堵，都有可能用到大黄、芒硝来打通渠道。我们只需要根据人体的能量状况控制好剂量就好了。能量不足则少用，且同时用补能量的药。就算是阴证，若里的瘀堵明显，在大剂量扶阳药的前提下，加10克以下的大黄，3克左右的芒硝来疏通，一般来讲是伤不到病人的津液的。

《伤寒论》里有津液虚不可行下法的原则，与上面的说法是不是矛盾？不矛盾。因为说的是不可下，而不是不可用大黄、芒硝。只要不造成明显的腹泻；或者先用药将能量补足，再适度的让病人在能量许可范围之内缓泻，都不算违背这一原则。

有一个5岁的孩子高热十来天不退，之前已经试过几种治疗方案，这就已经很麻烦了，病程久病情急不说，孩子的脉象不像大人那么常规，取证沟通也有困难，不能详细问证，加之孩子的情绪不像大人那么稳定，配合度差。当下获得的信息是：脉数而盛，体温40℃上下浮动，腹痛拒按，肋部有触压痛，面色黄，嘴唇略干红，舌苔厚糙，舌尖红，胃口好，据妈妈说大便是通的。现有的证主要是观察或间接获取的，至于孩子主观呈述比较含糊混乱，这就是儿科疾病难治之所在。

我们可以就这个案例来演示一下经方辨证的过程。先把阴阳大方向定下来。阴阳的问题辨脉最准确。脉数而盛，为阳证。再参考证也是一派热象，为阳热。

第二步，从中提取出三阳病的典型证：腹痛拒按是阳明里实证，肋部压痛是少阳。都为单一证，无其他阳明和少阳的典型证来互参，再说证也不全，不能进行更细致的排证分析，只能就有限的证来判断。胃口好，说明胃不弱。少阳证的局面是胃弱而上热，属寒热夹杂的类型。这里胃弱和寒热夹杂不明显，而阳热之象明显，断为阳明里热为主，少阳证为辅。少阳之所以有显证，是因为久病津虚，只是胃气尚强，少阳证尚未明显成势。处方以轻剂量的大承气汤为主方，再辅以柴胡、黄芩、半夏、炙甘草、大枣、生石膏。加生石膏是因为有上热，表现为唇干红。因大方向为实热，依据用药上的大方向规避原则，和大方向相左的药要去掉，所以柴胡汤里的生姜和参都去掉了。大便是通的为什么以大承气汤为主方呢？从腹痛拒按来看，这属于通而不畅，里面有瘀堵没下干净。这种情况病人虽自感大便正常，服用了承气汤后，很有可能会排出灼热的大便，或硬结的球块来。

服一剂后，热不退。再诊，脉略和缓，腹痛减轻，肋压痛无，面色白透了一些，余证如前。仔细沟通之下，发现小便的问题上有异常，妈妈代说小便频多，但有时候去尿又尿不出来。小便多是温热病的常见症，此时尿不出来当属久病津液虚（湿热蕴结膀胱也会尿不出来，如果是合上小便少或黄疸，就有可能是这种情况，此处显然证不具），处轻剂量大承气汤去芒硝，加生石膏，再加补津液的天花粉、麦冬、炙甘草、大枣。因腹痛减轻，所以去芒硝；少阳证没有了，柴胡汤的合方也去掉，一剂后，体温降至 37℃ 以下，夜里有反复。再续服一剂，再无反复。

这个医案就是一个典型的里有实热加痉病。此时就需要既能把握住大方向，又能随证灵活加减，合理运用补津液的药。

【历代名家医案范例】

（一）

建康徐南强得伤寒，背强、汗出、恶风。予曰桂枝加葛根汤证。病家曰，他医用此方，尽二剂而病如旧，汗出愈加。予曰，得非仲景之方乎？曰然。予曰，误矣，是方有麻黄，服则愈见汗多。林亿谓止于桂枝加葛根汤也。予令生而服之，微汗而解。

按：此案是典型的痉病。外感加背强（僵紧），初看似葛根汤证，服之无效。葛根汤去掉麻黄，而成桂枝加葛根汤，服之病解。因已汗出恶风，不可再汗，所以不能用桂枝和麻黄的组合再发其汗。这个医案是典型的《伤寒论》的加减化裁法度，所谓痉病只是津虚之名相而已。

（许叔微，庚戌）

（二）

表兄秦云老病伤寒，身热、足寒、颈项蹙。医作中风治，见其口噤故也。予诊其脉实而有力，而又脚挛、齘齿、大便不利、身燥无汗。予曰此刚痉也，先以承气汤下之，次以续命汤调之。愈矣。（许叔微，宣和戊戌）

按：这是一个很能体现经方法度的医案。我们借此来梳理一下辨证程序。首先是脉上断阴阳，脉实而有力，为阳热。再将证纳入六经八纲的概念里来读解。身热、身燥无汗是表；足寒、脚挛、颈项蹙（如蜥般僵硬状）是津液虚；齘齿、大便不利是里有食瘀。综述：脉为阳热，且津液虚；表里合病，里有食瘀。用的是承气汤，没说加减，可见是原方。

这就有两个问题。第一，表里合病，按理说应该先表后里，为什么从里论治？如果将名相再减少，先表后里原则其实可以合入大局原则。表里合病，如果没有某个层面明显严重，当是先表后里，因为人体自然的势能是从中焦脾胃出发向外宣散能量，顺此自然之势，表自然是排病的大局；若里证严重，而表证不严重，里证就成了大局，就可以先处理里证。这个医案客观来讲，表和里都很明显，为什么只处理里证？这就要讲到一个常识，如果人体有明显的瘀堵，瘀堵一般来讲是关键。就好比车和路再好，车轮底下卡块石头，车也开不走。所以瘀堵明显的时候，一般来讲，瘀堵都要当成大局来处理（如果有其他层面的问题也明显，大局可以不止一个，但也不宜过多，且要分清主次）。这也就是为什么《金匮要略》要用大部分篇幅系统地讲瘀堵问题。

第二，既然有津液虚，为什么不加补津液的药？这就涉及另一个临证原则，就是大方向的用药规避原则。从脉象"实而有力"看，这里的大方向很明显，为阳热之实证，如果加补津液的药势必火上浇油，反而掣肘。所以一般来讲要回避和大方向相左的药。又如，脉为典型阴寒的病人，就算咽喉有点红肿，这是局部的热，也不宜用寒凉药，抓住大局用扶阳药病自会解，寒凉药下去反而容易掣肘，就算要用也只能少用。什么时候可以寒热药合用，最可靠的标准是脉象。如果脉象不是典型的阳或阴，而是阴阳偏差不大的情况，且又呈现出寒热夹杂的证，就可以寒热药合用（厥阴病的寒热药合用不在此列。厥阴病是阴极而阳气虚浮欲脱，此时要以阳热药为主，辅之以寒降，方可不致阳脱。典型的厥阴病并不常见，且用药还是以扶阳药为主，不离大局原则）。这个医案的脉象是典型的阳热，可见阳热就是大局，所以必须先用承气汤下之方能力挽狂澜。次以续命汤调理在后，续命汤里有补能量的药。

湿　病

所谓湿病，是指水湿滞留在人体中。人体中的水正常转化为津液，津液再转化为热能和动能。如果有不能转化的水或津液囤积于体内，中医上就通称水湿。

在《伤寒论》里已经学过一些能治水湿的方子，如大青龙汤、小青龙汤、苓桂术甘汤、五苓散、茯苓甘草汤、茯苓桂枝甘草大枣汤、真武汤、猪苓汤、茵陈蒿汤、麻黄连翘赤小豆汤、牡蛎泽泻散等（表2-1）。但这些方子在《伤寒论》里比较分散，论述也不系统。在《金匮要略》中的论述则更为丰富和系统。

表2-1　　　　　　　　　　《伤寒论》水湿病主要方剂一览表

方剂	主证
大青龙汤	肌表水湿，身重，小便不利
小青龙汤	外寒而内有饮，咳
茯苓桂枝白术甘草汤	中焦水饮，心下逆满，气冲，头眩
五苓散	中焦水饮，消渴，水入即吐
茯苓甘草汤	中焦水饮，不渴，胃寒
真武汤	阴证之水饮，肌肤浮肿，瞤动
猪苓汤	湿蕴于下焦，尿道涩滞，渴而小便不利
茵陈蒿汤	湿热黄疸，小便不利

这一段侧重论治表有水湿。后面还有几个篇章是专门讲水湿证的，如痰饮咳嗽病脉证并治第十二，水气病脉证并治第十四；还有几个章节有分散的论述与水湿相关的病，如历节病、黄疸病、消渴小便不利、淋病等。前后联系起来参看，就会对水湿这一类的病有一个比较全面的掌握。

这一章关于水湿先依次给出了 3 个方子：麻黄加术汤、麻黄杏仁薏苡甘草汤、防己黄芪汤。为什么把这 3 个方子放在一起？我们先来看麻黄加术汤。

◎湿家，身烦疼，可与麻黄加术汤发其汗为宜，慎不可以火攻之。

麻黄加术汤方

麻黄三两（去节）　桂枝二两（去皮）　甘草一两（炙）　杏仁七十个（去皮尖）　白术四两

上五味，以水九升，先煮麻黄，减二升，去上沫，内诸药，煮取二升半，去滓，温服八合，覆取微似汗。

这里说的湿证是以"身烦疼"为主症，说明水湿主要困积在体表肌肉里。以麻黄汤为主方，再加上白术。麻黄汤是太阳伤寒的主方，这里却用来治水湿，可见经方医学的思维方式是从排病层面来论治，而不是从某病某证来论治。麻黄汤是治表的，也就是帮助人体从表排病的，不限于发热还是水湿，只要是和表相关的情况，都有可能用到。

麻黄汤加白术，白术是辛温气化药，主要气化中焦的水湿。中焦主要涵盖的区域是脾胃。这里是表水，跟中焦又有什么关系呢？我们来看另外两个专用于中焦水湿的方子：苓桂术甘汤和五苓散。里面都有桂枝。桂枝是解肌解外的，用于中焦水湿，可见经方医学对人体的理解是一体之大循环，是大循环论治，而非局部论治。我们喝的水是从脾胃气化到体表的，所以水湿的问题不可能孤立的只是表或里的问题。所谓治表水治里水，只是在组方用药上一个侧重表，一个侧重里。再说，药物也不能绝对定点，白术的辛温气化，也是从里往外气化，只是其性温厚，发散之力不强，更偏重于气化中焦而已。

◎病者一身尽疼，发热，日晡所剧者，名风湿。此病伤于汗出当风，或久伤取冷所致也。可与麻黄杏仁薏苡甘草汤。

麻黄杏仁薏苡甘草汤方

麻黄半两（去节，汤泡）　甘草一两（炙）　薏苡仁半两　杏仁十个（去皮尖，炒）

上㕮麻豆大，每服四钱匕，水盏半，煮八分，去滓，温服。有微汗，避风。

同样是以身疼为主症的湿证，前面的麻黄加术汤说是发汗为宜，可见有不汗的情况。这里说是"风"湿，学过《伤寒论》就知道，加一个风字其实是指向津液已虚，后面又说是"伤于汗出当风"，可见此义。津液已虚为什么不加大枣、白芍补津液呢？因为这里津液虚并没有那么严重，在当下的证上也没有明显地显现出来。大方向还是湿证，就要遵守用药上的大方向规避原则，甘酸黏敛的滋腻药会更助其湿，所以没有用大枣和白芍，炙甘草也不加量。当然也不用桂枝，因为桂枝和麻黄的组合是发汗剂，不能再行发汗耗其津液。这种细微之处是最能体现经方用药规律的，也是仲景迥别于其他医家的法度谨严之处。

为什么用薏苡仁？现在常说薏苡仁是祛湿的。但在《金匮要略》里薏苡仁的主要用法不是祛湿，而是祛痈脓。后面治肺痈、肠痈的方子里才有这味药。此条文中能跟痈脓联系上的症是"日晡所剧"，根据《伤寒论》里对阳明病的解读，这可以理解为里有瘀堵。

那这个瘀堵是什么？从"日晡所剧"来看应该是有形的瘀堵。人体的瘀堵亦不能孤立来理解，所谓湿气、水饮、痰、痈脓都是人体废弃的津液，因密度不同而异名。偏气态的水湿叫湿气，液态的水湿叫水饮，结成黏稠态的叫痰。黏稠态且因热而腐败的叫痈脓。我们将人体上部消化道的黏稠物叫痰，肠道的称痈脓，是因为肠道里温度高且有细菌易腐败。这里有因湿致痈的可能。

◎风湿，脉浮，身重，汗出，恶风者，防己黄芪汤主之。

防己黄芪汤方

防己一两　甘草半两（炒）　白术七钱半　黄芪一两一分（去芦）

上剉麻豆大，每抄五钱匕，生姜四片，大枣一枚，水盏半，煎八分，去滓，温服，良久再服。喘者，加麻黄半两；胃中不和者，加芍药三分；气上冲者，加桂枝三分；下有陈寒者，加细辛三分。服后当如虫行皮中，从腰下如冰，后坐被上，又以一被绕腰以下，温，令微汗，差。

以"身重"为主症，说明还是表水。"汗出，恶风"，津液虚的情况更明显了。湿证也明显，津虚也明显，从取大象的原则来看，大象已不止一个，而是两个，所以需要合治。加了补津液的大枣和黄芪，这两味药用量都很轻，毕竟是湿证，亦在精微的分寸里。

说黄芪补气，不精准，在经方的用药法度里，黄芪补的是表。防己这味药辛而苦，其性开破。辛则开，苦则降，是开水道利水的。

临床上有一种虚胖型的病人，平时气力不够，一走就喘，一动就出汗，浑身松弛像个水囊一样。这是有表水且表虚，可以用防己黄芪汤。如果阴阳寒热偏差较大的，可以随证再加附子、干姜或石膏、茵陈。这个方子临证上用对了，小便量会很快增大，有些减肥的用这个方，一天就能瘦下去好几斤。

如果表有水湿为阴证，就是下面这几个方子：桂枝附子汤、白术附子汤、甘草附子汤。

◎伤寒八九日，风湿相搏，身体疼烦，不能自转侧，不呕不渴，脉浮虚而涩者，桂枝附子汤主之。若大便坚，小便自利者，去桂加白术汤主之。

桂枝附子汤方

桂枝四两（去皮）　生姜三两（切）　附子三枚（炮，去皮，破八片）　甘草二两（炙）　大枣十二枚（擘）

上五味，以水六升，煮取二升，去滓，分温三服。

白术附子汤方

白术二两　附子一枚半（炮，去皮）　甘草一两（炙）　生姜一两半（切）　大枣六枚

上五味，以水三升，煮取一升，去滓，分温三服。一服觉身痹，半日许再服，三服都尽，其人如冒状，勿怪，即是术、附并走皮中逐水气，未得除故耳。

桂枝附子汤和白术附子汤这两个方子就差在一味药上，一个用桂枝，一个用白术，剩下的药物是一样的。两个方子的证也差不多。

首先，脉上定阴阳，说脉虚脉涩，指向阴证的脉象。"身体疼烦"，这是表证。"不能自转侧"，表证兼有阴证的证。桂枝附子汤是桂枝汤去芍药加炮附子。因是水湿证，去掉了白芍。这都好理解。不好理解的是下面这句话："若大便坚，小便自利者，去桂加白术汤主之。"

为什么小便自利就要去掉桂枝？因为在《伤寒论》的逻辑里，小便主要关联的是体表通不通畅，亦可参考经络学，肾经、膀胱经也是络表的。秋冬天汗少了，小便就多了。有时候服用了解表药并没有发汗，病也好了，有可能小便增多了，表病从小便解了。此时小便是通利的，说明体表的循环已通，同时大便硬，说明里的津液不够了，虽然还有水湿没有去尽，也不能再用桂枝往表疏通津液，这样会造成里的津液更不够，所以去掉了桂枝，换成了白术。白术发散力不强，只是气化中焦化生津液。

这句条文对于《伤寒论》的研究是很重要的。它清晰地体现出经方医学的核心原则：是依据人体的能量循环来组方的，而非因着病来组方；且证是人体能量循环和排病势能的证据，不能当成具体的病症来理解。

◎风湿相搏，骨节疼烦，掣痛不得伸屈，近之则痛剧，汗出短气，小便不利，恶风不欲去衣，或身微肿者，甘草附子汤主之。

甘草附子汤方

甘草二两（炙）　附子二枚（炮，去皮）　白术二两　桂枝四两

（去皮）

上四味，以水六升，煮取三升，去滓，温服一升，日三服。初服得微汗则解，能食，汗出复烦者，服五合。恐一升多者，取六七合为妙。

都是以"风湿相搏"和"疼烦"为开头，应该是不同版本的重复条文的抄录。有"小便不利"，可用桂枝；有"短气"，为里有饮，用了白术。

暍 病

暍病最常见的证型就是暑湿感冒，又称中暑。

在暑天，人体经常会陷入这种局面：因出汗量大，人体津液虚，常态下也会有痉病的模式，也就是老话说的"暑天无病三分虚"。暑天是一年当中湿气最重的时候，且天热能量多运行于体表，中焦脾胃则弱，尤其容易湿阻中焦，水喝下去也不易气化和吸收。一旦发生急病，外为津液虚而里又不能救济，两方面牵制，人体就有可能会出现急性津液衰竭。所以暑湿天在烈日下暴晒劳作赶路的人，如果发生暍病是很凶险的。小时候见到过夏天在街上忽然倒毙的挑担进城的农民。家乡人管这个叫"发痧"，说如果及时将病人移到阴凉的地方，然后刮痧，就救得回来。刮痧是一种强行解表，表一通，里外的循环启动了，津液也就能吸收化生了，人就有可能救回来了。

关于暍病的治法，条文里讲了白虎加人参汤和一物瓜蒂散，其实这两个方还是虚实立方。

如果这个暍病是以中上焦的热和津液耗散为主，就用白虎加人参汤，清热解表补津液。如果是以水湿壅塞，不能气化上行为主，也就是以实为主，就用一物瓜蒂散。这是催吐的药，用吐法来解，能取速效。

◎太阳中热者，暍是也。汗出恶寒，身热而渴，白虎加人参汤主之。

白虎加人参汤方

知母六两　石膏一斤（碎）　甘草二两　粳米六合　人参三两

上五味，以水一斗，煮米熟汤成，去滓，温服一升，日三服。

◎太阳中暍，身热疼重，而脉微弱，此以夏月伤冷水，水行皮中所致也。一物瓜蒂汤主之。

一物瓜蒂散方

瓜蒂二十个

上剉，以水一升，煮取五合，去滓，顿服。

吐法在《伤寒论》里是很常用的，现在运用得少了。在人体有实邪闭阻于中上焦，尤其在证上反应出人体意欲用呕吐或上逆的方式来排邪的时候，用吐法顺势而为往往能取速效。我曾经遇到过同时暴聋暴盲的急性病人，当时见病人有欲吐又不得吐的反应，就是用的催吐的方法，吐了后病人立刻就能看见和听见了。当时催吐就地取材用的是少量花椒生嚼吞服。催吐的方法很多，在急救的时候，或是手边没有药物，可以直接用简单的方法，比如用手指压住舌根来催吐。

【历代名家医案范例】

一尼病头痛身热，烦渴，躁。诊其脉，大而虚。问之曰，小便赤，背恶寒，毛竦洒洒然，面垢中暑也。医作热病治，但未敢服药。予投以白虎汤，数日愈。（许叔微）

按：我们按照临证的程序来梳理一下这个案例。

先辨阴阳大方向：脉大而虚，盛大为阳，虚为津液虚。虽有津液虚，从脉以及后面明显的热证来看，大方向还是阳证。再定表里病位：头痛身热为表。再定寒热虚实：小便赤、烦渴、躁、面垢为有热；背恶寒和"洒洒然"为津液虚。综上所述，热在中上焦，兼有津液虚，所以用白虎汤。

偏寒的湿阻脾胃型中暑很常见。夏天人体的气血多运行于表而多汗，里面则容易寒，这也是顺应天地之势能。这种中暑主要表现为头昏、面裹、身重、恶心、纳差、闷胀、小便短少、不欲饮。这时候就会用到藿香正气水。藿香正气水的组方主要是广藿香、白芷、苍术、陈皮、厚朴、大腹皮、紫苏叶这一类的药，以辛散或辛热的祛湿药为主，以祛寒湿。很多人把这个作为夏天感冒的经验方，确实命中率高。如果藿香正气水的证不是主证，只是合并证，比如主证是柴胡汤证，合并中焦寒湿，在主方的基础上加一味藿香或白芷便有效。

说一个治动物的案例。有一天书院的狗倒在地上口吐白沫抽搐，时值暑湿天，我叫管狗的人摸了一下狗的鼻子，又摸了摸肚子，说是鼻子里出的气不烫，肚子摸着烫。我就让他们用芒硝冲水，再加了几滴藿香正气水。他们用针管将药喂入狗的喉咙里，过了一会儿，狗就站起来走了。现场有几个跟我学医的学生无不称奇，不知道我是怎么辨证的，因为狗不能摸脉不能问证，再说我也不是兽医，也从未有过治动物的经验。其实还是依据这套阴阳表里寒热虚实的理法：下有热，上面没有热。一条狗只有一两尺长，为什么下面有热，上面却不热？发生在暑湿天，上焦有湿阻的嫌疑，所以是芒硝加藿香正气水。真正疗效高的中医一定靠的是理法，而非经验。只要是经验医学，一则很难达到普遍病种的高治愈率；二则治好不知道为什么治好，治不好不知道为什么治不好，想教给别人也很困难。

百合病

百合、狐惑、阴阳毒，这些名词今天听起来很陌生。没有关系，因为经方医学的特点是不着病名，自然这些病名也不是入手处。

◎论曰：百合病者，百脉一宗，悉致其病也。意欲食复不能食，常默默，欲卧不能卧，欲行不能行，饮食或有美时，或有不用闻食臭时，如寒无寒，如热无热，口苦，小便赤，诸药不能治，得药则剧吐利，如有神灵者，身形如和，其脉微数。

每溺时头痛者，六十日乃愈；若溺时头不痛，淅然者，四十日愈；若溺快然，但头眩者，二十日愈。其证或未病而预见，或病四五日而出，或病二十日，或一月微见者，各随证治之。

"意欲食复不能食，常默默"，说这个人想吃又吃不下，情绪低落，不愿意跟人交流。"欲卧不能卧，欲行不能行，饮食或有美时，或有不用闻食臭时，如寒无寒，如热无热"，躺也不是，走也不是，怎么都不对劲；有时候很想吃，有时候又厌食；像寒又没有什么寒，像热又没有什么热。总之哪都不舒服。

这是什么病？现在说的亚健康抑郁症是不是和这个很类似？总之是哪都

不对，却又查不出个具体的病来。而且"诸药不能治，得药则剧吐利"，什么药都不对证，对药还挺敏感，吃了药不是吐就是腹泻。其实这种病人常常对什么都很敏感，都焦虑都排斥，甚至神神叨叨，疑神疑鬼，所以说"如有神灵者"，神使鬼差，像被什么无形力量控制住了。

后面说的具体什么时候会好，时间不一定就那么准，当是个约数。从证上来看，主要是从津液虚不虚来说的，所谓小便的时候头痛和头眩，是能量下行时上部缺少津液而引起的不适。

这些证也是精神类疾病的常见现象。从辨证上来说，这种不常见不典型的证该怎么处理？我们是辨证的医学，而非治证治病的医学。也就是说，可以把典型的证找出来，而不常见不典型的证先打个问号放在一边。当然，临证的时候最好是要全面问证，也就是说阴阳、表里、寒热、虚实这八个方面的证据要全面搜集齐。我们按照《伤寒论》的法度做了一个问证单，里面还只是罗列出来了常见的问题，就有几十个。收集到了这些证之后，是每一个证都要去管吗？不是，如果常见的典型证已经足以证明人体的能量和排病势能为何，就可以据此定案。如果没有典型证，就按照类象原则来读解非典型证，把非典型证归识为典型证。

举例说明。证见：胸闷胁痛，口苦，咳嗽，足跟痛，脉为阳。该如何处方？咳嗽为不典型证，因为无论表里阴阳寒热虚实哪个层面的问题，都有可能发生咳嗽，所以为不典型证，先放一边。足跟痛在六经辨证里为不常见证，也先放一边。不是说足跟痛不能说明问题，所谓的不常见证是指准确度没那么高的证。胸闷胁痛、口苦为指向少阳病的典型证，且多证锁定，证据很确凿。那就按确凿的证据来定案，定为少阳，用小柴胡汤为主方来解决。如果咳嗽和足跟痛不那么严重，用小柴胡汤就可以了；如果严重，可随证加桔梗、杏仁类宣散药，以及白芍、牛膝类引能量下行的药。

又，证见：咳嗽，足跟痛，左边身子热右边身子冷，脉总体为阳，却忽强忽弱，不太稳定。这时候都是不典型不常见的证，那就用类象思维：左边身子热右边身子冷和脉忽强忽弱不太稳定，这两个证说明人体处于不稳定态，病邪在进退之间，类象为往来寒热，所以可以理解为广义上的少阳证。足跟痛可以理解为下部津液虚，咳嗽为上盛，上盛下虚也可以归识为少阳证的上热下寒。这就是类象思维，依然是小柴胡汤为主方来解决。

回到条文，刚才说都是不常见证，那有没有常见的证呢？"口苦、小便赤，脉微数"，这三个是常见证。口苦为上焦闭郁之热；小便红也是热象；脉是"微"而"数"，就是偏弱却跳得快，这是阴虚阳亢之象。脉证合参，是阴虚阳亢的热象。我们在讲瘀血证的时候说瘀血证的一个常见证是情绪问题，而且不一定是某一种情绪问题，或抑郁或亢躁或悲观或易怒，甚至错杂交替出现。前面说的那一系列不典型证可不可以类象为这种情绪上的不明反应？是可以的。综上所述，那就是虚热型瘀血证。从后面的处方来看，也正合此义。

百合病的正治方，所谓的"病形如初者"，用百合地黄汤。

◎百合病，不经吐、下、发汗，病形如初者，百合地黄汤主之。

百合地黄汤方

百合七枚（擘）　生地黄汁一升

上以水洗百合，渍一宿，当白沫出，去其水，更以泉水二升，煎取一升，去滓，内地黄汁，煎取一升五合，分温再服。中病，勿更服。大便当如漆。

地黄是滋阴和祛瘀血的作用皆具的，且微寒，用于阴虚阳亢的瘀血证对证。这个药常规的炮制品有熟地黄和生地黄两种类型。炮制得越过，滋阴作用越强，祛瘀的作用越弱。所以熟地黄比生地黄更滋阴，生地黄比熟地黄祛瘀效果好一点。但祛瘀效果最好的是生地黄汁，条文中说服用了之后会有漆黑的大便下来，这就是瘀血排下来了。生地黄汁微苦，沉沤且刺激的味道更强，更容易引起排瘀的反应。

百合性平，有清正的香气，类似于兰花的香。像这种清正的香气，古人认为能够辟邪，辟无形之邪。百合还略有黏稠的汁液，能滋阴，也有微微的苦味（现在种植的百合几乎没有苦味）。后世所谓百合安神，无非就是其中阴润苦降的势能在起作用。

这两味药都滋阴清润，一倾向于祛污浊之瘀，一倾向于升清正之气，简而法度严明。

前面那些"欲行不能行""欲卧不能卧"之类的证，可以理解为是一种躁扰的现象。神志总不安定是为什么？先不要急于立病名下结论，要思考人体意欲何为。百合病从有形层面来看是瘀血使然，下面有瘀，大脑得不到能量，就要躁扰起来，人体就是用这种躁扰的方式来争夺能量保障大脑的供应。脉为虚热，则躁扰尤剧。这里的处理方式主要是从有形层面下手的，因为药物进入人体擅长的也是有形层面。

那这种病有没有可能是由于无形层面的原因导致的呢？当然有可能。那这个方子还可不可以治呢？也是可以的。在人体层面，无形之邪必见有形之瘀堵。也就是说，无形的邪如果不在人体里造成有形的东西，也就对人体没有影响，造成了有形的东西才会有影响。说有人得怪病，一定有病的现象和反应，否则也就不成其为病。如果医家能将有形的病邪去掉，无形之邪失去了宿主，也就去了；反之，有人能将无形的邪去了，有形的邪也就随之能去。还是那句话，世上治病的方法很多，就看你的手段高不高。你能辨证用药把身体上的问题做到位，也能解决；你借助别的方法，只要手段究竟，也一样有效。合在一起用，当然更便捷。但就怕失了本位，用药不是用药的法度，反而百无一用了。辨证对了，一般来讲常规之法、常规之药就能有效，这里治百合病都是常规的药，后面治狐惑病也是常规的药。

治疗抑郁症之类的精神疾病，柴胡类方很常用。前面说的口苦和情绪不稳定也是少阳之类证。可以用柴胡汤加上相应的祛瘀药。柴胡这味药能疏通半表半里，也能升清气。

说一个古书里记载的医案：有妇人得了怪病，她在楼上，楼下来了什么人不用看、不用听就知道了。百药莫效，有说附体的，有说中邪的。后来有医生就当痰饮治，痰饮治好了，这个神通也没了。这样的医案古书里偶见，说明从有形之瘀堵论治也能祛无形之邪。类似的情况我也处理过，效果的确如此。

百合病还有几个善后方，原则上也都是随证治之：发汗之后，以百合为主药，合一味阴润补津液的知母，为百合知母汤；下之后，顺应人体向下的势能，合滑石、代赭石而成滑石代赭汤；吐之后，合鸡子黄补中，为百合鸡子汤；百合病治疗后还余口渴一证，用栝楼牡蛎散方。总之是病在上从上解，病在下从下解；病在里从里解，病在表从表解。不离这些基本原则。

◎百合病，发汗后者，百合知母汤主之。

百合知母汤方

百合七枚（擘）　知母三两（切）

上先以水洗百合，渍一宿，当白沫出，去其水，更以泉水二升，煎取一升，去滓；别以泉水二升煎知母，取一升，去滓，后合和煎，取一升五合，分温再服。

◎百合病，下之后者，滑石代赭汤主之。

滑石代赭汤方

百合七枚（擘）　滑石三两（碎，绵裹）　代赭石如弹丸大一枚（碎，绵裹）

上先以水洗百合，渍一宿，当白沫出，去其水，更以泉水二升，煎取一升，去滓；别以泉水二升煎滑石、代赭，取一升，去滓，后合和重煎，取一升五合，分温服。

◎百合病，吐之后者，百合鸡子汤主之。

百合鸡子汤方

百合七枚（擘）　鸡子黄一枚

上先以水洗百合，渍一宿，当白沫出，去其水，更以泉水二升，煎取一升，去滓；内鸡子黄，搅匀，煎五分，温服。

◎百合病，渴不差者，栝楼牡蛎散主之。

栝楼牡蛎散方

栝楼根　牡蛎（熬）等分

上为细末，饮服方寸匕，日三服。

狐惑病

把百合、狐惑、阴阳毒这样的病放在一起讲，应该是这些病偏向于夹杂无形层面的东西。其实广义上来讲，一切病都有无形层面的原因，也都有有形层面的原因，只是偏向性和多少而已。这个世界是有形能量和无形能量并存的，且有无之间相互影响和转化。若论因果业力病，哪种病不是因果业力而来？若论风水病，现在的房子据我观察，很少见没有风水问题的。所以这些都不是治不好病的借口。以我的经验，只要辨证处方对了，治起来只是难度和速度的问题。即便是几天之内就要去世的病人，哪怕救不了命，药开下去一定还有药的效果，该止呕则止呕，该通便则通便，一样可以保证病人的基本生存质量，也不是说就完全不能起效的。所以风水、命理、性格、生活习惯，乃至高龄垂危都不是药无效的借口，只是对疗效有影响而已。用药治病治的是病的去路，只要去路做对了，都能有效，但做医生的要尽可能的问明原因，把病的来路告诉病人，督促他们修正，不然还会再病回来。一个医生若能借助多种手段来治病，不限于汤药针灸，当然是更称职的医生。古时候的医生常有多种治病的手段，且是行医而非坐医，去病人家里实地看病，全方位解决问题。做医生的不要排斥针药之外的治疗手段，比如风水的问题太大了，还是要借助调风水的手段才能更便捷的治病。

◎狐惑之为病，状如伤寒，默默欲眠，目不得闭，卧起不安，蚀于喉为惑，蚀于阴为狐，不欲饮食，恶闻食臭，其面目乍赤、乍黑、乍白。蚀于上部则声喝，甘草泻心汤主之。

甘草泻心汤方

甘草四两　黄芩　人参　干姜各三两　黄连一两　大枣十二枚
半夏半升

上七味，水一斗，煮取六升，去滓，再煎，温服一升，日三服。

还是来看证。"默默欲眠，目不得闭，卧起不安"，为上热心烦之躁扰。"不欲饮食，恶闻食臭"，可以理解为胃弱。"蚀于喉为惑，蚀于阴为狐"，这是发生于喉部和阴部的溃疡。综合来看，可以辨为胃弱而有虚火，寒热夹杂。这是在柴胡汤和甘草泻心汤这个区间的证。这两个方子很近似。因典型的半表半里证不明显，而胃弱和虚火明显，用甘草泻心汤。

狐惑病，病名听起来似乎信息量很大，但处理起来也就是作胃弱型的寒热夹杂来处理，此为大道至简之法。

这里说一下虚热和阴虚阳亢的区别。虚热是胃虚或者津液虚而局部有热，狐惑病里说的上热心烦和局部溃疡可以理解为局部有热。虚热要用姜、炙甘草、大枣这样的建中补津液的药，合上解局部热的寒凉苦降药。阴虚阳亢是津液虚同时又有整体能量上的亢躁和热象，常常在脉象上有比较明确的反应，比如脉偏细、虚、弱，同时又有疾、数或大脉，合在一起常见细数脉和虚大脉。或者脉象只是偏津液虚，但人的整体精神状态亢躁。

这两种情况虽然容易混淆，其实也不难区分，阴虚阳亢的脉象是弱象和亢象同时具有，且反差明显，或者情绪有明显的亢躁；虚热往往不明显反应在脉象和情绪亢躁上，而是反应在津液虚和局部的热象上，或者脉纵然有亢或寸盛之象，但反差也并不明显。虚热用建中补津液的药加清热药。阴虚阳亢用滋阴药，如地黄、天花粉、阿胶、麦冬。如果这两种情况实在区分不清楚，就尊重人体的客观事实，按照兼而有之来合治。因为人体处于夹杂和中间的状态也是常有的。

【历代名家医案范例】

（一）

某，来见先生，屏人窃语曰：小女年方十六，已许配矣，然有奇疾，其证无所闻也，每夜自子时，待家人熟睡后，窃起跳舞，其舞也俏妙娴雅，宛似艺技，至寅尾，罢而就寝，余间窥之，每夜异曲，从曲之变，而奇也不可名状，日中动止，无异于常，亦不自知其故，告之则愕然，竟怪而不信，不知是鬼所凭也，抑或狐所惑也。若他人闻之，恐害其婚。是以阴祝祈祷，是无结果。闻先生善治奇病，幸来诊之。先生应曰：此证盖有之，所谓狐惑病也，诊之果然，用甘草泻心汤，不数日，夜舞自止，遂嫁某子。

又：一妇人，有奇疾。初，妇人不知猫在柜中，误盖之，二三日后，开之，猫饥甚，瞪目吓吓而逃，妇人大惊，遂以成疾。号呼卧起，其状如猫。清水某者，师友也，及效先生方，用甘草泻心汤以治之。（《生生堂治验》）

后面讲的阴阳毒，条文中陈述不明，涉及的证亦很少见，经方家胡希恕说他也没见过这种病。暂且不讲解。涉及的外用方可参。苦参和雄黄是常用的外用药，可用于多种皮肤病。

苦参苦寒且味沉厚，主要是祛湿热，也兼有祛瘀血的作用，善走下焦，常用于下焦湿热。内服亦常用。

雄黄这味药，《神农本草经》说："味苦，平，寒。主治寒热，鼠瘘，恶疮，疽痔，死肌，杀精物，恶鬼，邪气，百虫，毒肿，胜五兵。"可见有作用于无形之邪的长处。亦可内服。

（二）

句容县东豪子李姓者，得伤寒数日。村落无医，易师巫者五六日矣。或汗下，杂治百出，遂成坏病。予时自江北避寇，遁伏江左，求宿于其家。夜半闻呻吟声，询之，云患伤寒逾旬矣。予为诊视其脉，见于上下唇皆已蚀，声嘶而咽干，舌上白苔，齿无色。予曰，病名狐惑，杀人甚急。秉烛为作雄黄丸泻心汤，投之，数日瘥。

（许叔微）

南怀瑾先生说，21世纪在疾病上的最大威胁是精神病。人的精神为什么会出问题？从内而论，一个人精气不充足的时候，精神是很难控制的，就像半桶水容易晃荡，满了就稳定了。修行人为什么动功静功都要修，还要戒荤腥，因为身心是不二的，色身没修好，你很难管住你的心；当然，心若管住了，色身也能圆满起来。我们现在的生活，饮食厚腻刺激不节制；作息不规律；欲望丛生，精神时刻都在向外驰求，无片刻歇时；运动少，姿势仪态亦不端正。这些都会让精气时时刻刻流失，精神怎么可能稳定？所以现在精神病，尤其是抑郁症特别多。从有形层面来讲，这些不好的生活习惯都会在体内形成有形的瘀堵，瘀堵会牵制和消耗人体的能量，能量就更不充足不稳定，如此形成恶性循环。

要想身心健康，方法其实很简单，有信仰，少思少欲保持内心宁静，节制饮食，生活规律，多运动。别的方法不会比这些更有效。

教大家一个随时随地可以用的守心的方法：坐着的时候听你自己的呼吸声，走路的时候听你自己的脚步声，心就静下来了。久而久之，心就能守住了，不那么容易散乱了，能量也就养回来了。

这一章讲的是疟病。现代医学认为这是传染病，由疟原虫引起的。现在普遍认为细菌类病毒类的疾病只有抗生素和抗病毒药能起作用。可问题是这些药物的作用也是很有限的，西方医学界就认为抗生素不是感冒的特效药。那如何从中医的角度来认识这个问题？

以结核病为例，这是一种典型的传染病。为什么有病人传染给了外面的人，而家人没有传染？这种情况很常见。疟疾会通过水传播，但同样的水喝下去也不是人人都会得疟疾。说明任何一个病有内因，也有外因，起决定作用的还是内因，如果免疫系统完善，是很难感染的，感染了也能自愈。

既然人体的免疫系统就能祛除病毒细菌，那人体是如何运作的？人体用何种模式来排出这些入侵者？这就是经方中医的思维。中医能不能治病毒细菌类疾病？古往今来大量的医学实践表明，中医不仅擅长，而且快速，尤其是急性病，辨证对了，有时候半剂药一剂药就能解决问题。

当年"非典"的时候，后来中医介入，疗效卓著，运用的就是这些古而有之的传统方剂，这个大家都知道。当时就有人提出来一个问题，说新的病毒需要新的西药来对治，而中医里的古方为什么能治今病？一种病毒需要一种西药，经方为什么能通用通治，而非专病专方？正是因为经方医学的理念不是以药治病，而是治理人体的排病渠道，所以才不分今病古病，也无须专病专方。

以带状疱疹为例，这是很典型的病毒类疾病。这种病现在很常见，所以我处理过不少，至今无一例失手，而且病人反馈说，愈后很少有长时间的神经痛。对西医而言，长期的神经痛是带状疱疹治疗中的一大难题。我用的方子主要就是常用的经方。

理论上来讲，只要人体能自愈的病，中医都能治好。非典能不能自愈？带状疱疹能不能自愈？埃博拉病毒能不能自愈？癌症能不能自愈？都有自愈的病例，尤其病毒类疾病，比例还不低。说明人体是具有祛除这些疾病的模式的。

治疟疾有一个著名的经验方：柴胡桂枝干姜汤。从前部队里常有得疟疾的，有位医生教给一个军人用这个方子。他退伍之后就在当地专治疟疾，就用柴胡桂枝干姜汤，治好了很多。他靠这个方子成了一方名医。

为什么柴胡桂枝干姜汤治疟疾的概率这么高？因为定时发冷发热、寒战是这个病的主证，所以有管这种病叫冷热病的，俗称打摆子。这不就是少阳病的往来寒热吗？疟疾常见的证还有发热、恶寒、多汗，这些是太阳表证的范畴。柴胡桂枝干姜汤就是一个少阳病和太阳病的合方。这里面没有所谓的抗病毒的药，只有治理人体两个排病渠道的方药，而且都是些常用药。

当然，一切经验方都是时验而时不验的，因为中医的核心理念是辨证施治。所以这一章讲的方子并不限于柴胡桂枝干姜汤，还提到了白虎汤和桂枝汤的加减方，以及鳖甲煎丸和蜀漆散这类祛瘀堵的方子。治带状疱疹据说还有一个著名的经验方：龙胆泻肝汤。我治带状疱疹还一次都没用到过，倒是麻黄桂枝类方，柴胡类方，还有后世温病学里的三仁汤常用。可见经验方能治的还是有限的。

温病学里的三仁汤和桑菊饮我经常用。方药只是个工具，辨证是灵魂，用六经八纲的思路去辨识人体就好了，至于到了工具上，不要存门户之见，对证就好。在《伤寒论》里也没有哪个方子是一成不变的，一个桂枝汤加减变化出了几十个方子：桂枝去芍药汤，桂枝去桂汤，小建中汤，黄芪桂枝五物汤……经方医学是变化之道，是不定法，而非定法。

说一个带状疱疹的医案。有一位曾经做过骨髓移植的病人突发带状疱疹。带状疱疹是免疫力低下时容易得的疾病，这种病人的免疫力应该更低于常人。

当时疱疹已过中线，前胸后背大面积严重扩散，床上脓血斑斑，且头顶百会穴周围都已经有了，是我见过的最严重和凶险的一例。

刻诊：胸闷胁痛，往来寒热，咽干，目眩，心烦，胃口不好，饭后胃胀，嗳气，喜热饮，恶寒，头恶风，肌肉酸痛，流涕，有痰，轻微咳嗽，鼻息热，小便少，手脚麻木，腹胀，屁多，大便有灼热感。

脉象不常规，弱、极快，因散乱无伦，换了两个人数每分钟的脉搏数也没数清楚，保守估计每分钟150次以上。

这样的脉象极不常规，在场学医的很多，犹疑不决，然后都断阴证。我摸尺脉虽弱，沉取尚能清晰取到，且病人精神状态如常，如果是阳脱之散乱，加上病情之凶险，病人必定已卧床息高待死。脉证合参，断脉象为阴虚阳亢。排病层面从现有证来看为三阳合病，而且里的瘀堵明显，取半表半里和里合治，也就是大柴胡汤为主方。处方：柴胡、半夏、黄芩、白芍、枳实、大枣、酒大黄、芒硝、生石膏、炙甘草、麦冬、天花粉。

此案在大柴胡汤的底方上加了生石膏和芒硝，是因为上热鼻息热和下热都明显；加麦冬、天花粉是因为阴虚阳亢，这两味药的剂量据脉象用量很大；加炙甘草是因为津液虚明显。不用生姜是因为大方向是阴虚阳亢，生姜和这个大方向是相左的。治急性病尤其要注意这一点，在不违背客观情况的前提下，方向能明确时尽量明确，尽量不要寒热两个方向的药杂投，不然疗效容易掣肘。

服药1剂后，病情得到控制，继续随证加减。此时又有同来的罗医生协助用针和外敷药。5剂后，脉象回复正常，每分钟八十几次，疱疹开始明显消退。此时病人回家过春节，继续遵我的医嘱服用汤药，后续随证减少了滋阴药，增加了生姜类建中健胃的药。十几天后病人痊愈。病人本人也是医生，说痊愈速度之快，超出他的预期。

◎师曰：疟脉自弦，弦数者多热，弦迟者多寒。弦小紧者下之差，弦迟者可温之，弦紧者可发汗、针灸也，浮大者可吐之，弦数者风发也，以饮食消息止之。

病疟，以月一日发，当以十五日愈；设不差，当月尽解；如其不差，当云何？师曰：此结为癥瘕，名曰疟母，急治之，宜鳖甲煎丸。

鳖甲煎丸方

鳖甲十二分（炙）　乌扇三分（烧）　黄芩三分　柴胡六分 鼠妇三分（熬）　干姜三分　大黄三分　芍药五分　桂枝三分　葶 苈一分（熬）　石韦三分（去毛）　厚朴三分　牡丹五分（去心） 瞿麦二分　紫葳三分　半夏一分　人参一分　䗪虫五分（熬）　阿 胶三分（炙）　蜂巢四分（炙）　赤硝十二分　蜣螂六分（熬）　桃 仁二分

上二十三味，为末。取煅灶下灰一斗，清酒一斛五斗，浸灰，候酒尽一半，着鳖甲于中，煮令泛烂如胶漆，绞取汁，内诸药，煎为丸，如梧子大，空心服七丸，日三服。

◎师曰：阴气孤绝，阳气独发，则热而少气烦冤，手足热而欲呕，名曰瘅疟。若但热不寒者，邪气内藏于心，外舍分肉之间，令人消铄肌肉。温疟者，其脉如平，身无寒但热，骨节疼烦，时呕，白虎加桂枝汤主之。

白虎加桂枝汤方

知母六两　甘草二两（炙）　石膏一斤　粳米二合　桂枝（去皮）三两

上剉，每五钱，水一盏半，煎至八分，去滓，温服，汗出愈。

◎疟多寒者，名曰牝疟，蜀漆散主之。

蜀漆散方

蜀漆（烧去腥）　云母（烧二日夜）　龙骨等分

上三味，杵为散，未发前，以浆水服半钱。温疟加蜀漆半分，临发时，服一钱匕。

附 《外台秘要》方

牡蛎汤

治牡疟。

牡蛎四两（熬） 麻黄四两（去节） 甘草二两 蜀漆三两

上四味，以水八升，先煮蜀漆、麻黄，去上沫，得六升，内诸药，煮取二升，温服一升，若吐，则勿更服。

柴胡去半夏加栝楼汤

治疟病发渴者。亦治劳疟。

柴胡八两 人参 黄芩 甘草各三两 栝楼根四两 生姜二两 大枣十二枚

上七味，以水一斗二升，煮取六升，去滓，再煎取三升，温服一升，日二服。

柴胡桂姜汤

治疟寒多微有热，或但寒不热。

柴胡半斤 桂枝三两（去皮） 干姜二两 栝楼根四两 黄芩三两 牡蛎三两（熬） 甘草二两（炙）

上七味，以水一斗二升，煮取六升，去滓，再煎取三升，温服一升，日三服。初服微烦，复服汗出，便愈。

◎夫风之为病，当半身不遂；或但臂不遂者，此为痹。脉微而数，中风使然。

寸口脉浮而紧，紧则为寒，浮则为虚，寒虚相搏，邪在皮肤；浮者血虚，络脉空虚，贼邪不泻，或左或右，邪气反缓，正气即急，正气引邪，㖞僻不遂。邪在于络，肌肤不仁；邪在于经，即重不胜；邪入于腑，即不识人；邪入于脏，舌即难言，口吐涎。

这一章讲中风历节病。《伤寒论》里也有中风，是太阳病的一个类型。如果给太阳中风下一个明确的定义的话：是以汗出恶风为典型证的，以津液虚为实质的太阳病叫中风。但在这一章里，中风指的是心脑血管类疾病的中风，也就是半身不遂以及肢体痿废类的疾病。条文中说的"㖞僻不遂""肌肤不仁""即不识人，舌即难言""口吐涎"即是。这是中风的含义变了吗？不是。《伤寒论》是类证概念，这一类证都可以叫中风，因为根据现象都可以理解为体表能量不能供给而产生的情况，只是程度轻重不同而已。

这一章给出的方子从理法上来看很驳杂，有的方子直接注明出自《古今录验》《近效方》《千金方》，可见不是原书之方。这就给解读造成一定的障碍。不过，如果详究这些方子的构成，还是能发现有其共同的原则和理法。在解读之前，需要先了解一下心脑血管类疾病的原理。心脑血管类疾病最典型的就是高血压。我们以高血压为例来解读这一类疾病的成因。

首先，一切疾病的现象都是人体为了应对某种非正常状况产生的应激手段。我们要认识疾病，首先要认识到人体是一个有秩序的自组织系统，意味着永远会根据当下的情况来做当下最正确的选择。从这个意义上来讲，疾病不是一种错误，甚至不是坏的东西，只是人体的一种自我保护机制，如果没有疾病这个模式，人体很快就会被毁坏。比如没有发热这个模式，寒气就会直入体内；如果没有肿瘤这个模式，一些坏的细胞就会全面蔓延于人体中。癌症晚期的扩散正是这种局面失控的体现。

那人体为什么要升高血压呢？这就牵系到人体构造的问题。人类有两个显著的特征，第一，直立行走。人类高度与体重的比例，相对于其他动物，据生物学研究，反差是最大的。第二，人类有一个比其他动物容量大得多的大脑，大脑是最消耗气血的器官之一，所以我们胡思乱想一天会感觉比干一天活还累。大脑在人体的最上部，气血的供应相对困难，大脑又是最容易损坏的器官，一旦能量供应不足，很容易损伤。于是人体必须有调节血压的模式，当血液供给大脑有困难的时候，可以用升高血压的方式来保证供应。既然高血压是人体调节的自然模式，是什么原因造成高血压？

第一个原因是衰老。随着年龄的增大，元气会衰退。人体的元气主要储存在下焦，所以常说人老先老腿。下焦的元气衰退了，好比压力泵的力量降低了，血液输送不上去，人体就会启动相应的应激模式，比如用血管壁增厚的方式让血管内的空间缩小。这好比一根水管，在水不足的情况下，把水管捏细，让压力增大，水才能更远地喷射出去。所以中老年人容易罹患心脑血管疾病。

第二个原因是血液清洁度。运动少而又饮食滋腻不节制的人，血液相对比较浑浊。干净的血液颜色是鲜红的，滴在试纸上很快就会化开。浑浊的血液是偏黑和黏稠的，不容易化开。这样的血液想要输送给全身显然是相对困难的，所以血管和心脏必定要用异常的方式来应对，以保证血液的输送和供应。

第三个原因是身体里有瘀堵。如果身体里有瘀血、痰湿、痈脓之类的瘀堵，而人体的循环又是一体之大循环，这样就会造成整个流通的不顺畅，于是血管和心脏必定会用异常的方式来应对，以保证血液的输送和供应。

我这样说你们可能会觉得有道理，明天换另外一个口才好、逻辑严密的人讲出另外一套道理来，你们又会觉得很有道理。为什么，因为你们是听来的，或是凭空想来的，而非真真实实的觉知和体证到的。所以不要迷信所谓的逻辑，而要实实在在地觉知人体。要用因其固有，顺其自然的立场，客观地站在人体的角度去理解，去替人体想问题。再将这些体证到的道理拿到临证中去印证，如果把问题解决了，那就证明是对的。这种立场，就接近了古圣先贤所提倡的师法造化，以自然为师。

　　即便如此，也要保持清醒，只要是人觉知出来的东西都不可能是完全正确的，因为无论是灵性的觉知还是仪器的探测，对于这个世界的认识都是有限的。治愈率高了，说明思维的大方向趋向正确。思维方向的纠偏和打磨是一辈子的事情，千万不要固化不要停止，亦不可凭借臆想和主观，这样才有持续进步的可能。否则也就是一时之效，最终走入时验时不验而又难明其理的循环。我们学医的人应该在一次次的实证当中修正打磨自己的理法系统，而非仅仅只是经验的累积，这样疗效才能稳步而快速的上去。可以说，如果学医还在学习那些纷繁的理论，学习所谓的经验的阶段，说明还没有真正的入门。只有当你过渡到观察人体的本能模式，学会客观地觉知和听从人体的想法，并在临证当中完善自己的认知，这才是学医真正的开始。《伤寒论》的高明正在此处，它是以实实在在的人体显证教你如何去觉知人体的本能运作模式，从而构建起来的一套至简而高效的辨证理论系统。

　　下面我们来看看治疗心脑血管类疾病最有代表性的一个方子，号称千古神方"续命汤"的组方是什么原理。

《古今录验》续命汤

　　治中风痱，身体不能自收，口不能言，冒昧不知痛处，或拘急不得转侧。

　　麻黄　桂枝　当归　人参　石膏　干姜　甘草各三两　芎劳一两　杏仁四十枚

　　上九味，以水一斗，煮取四升，温服一升，当小汗，薄覆脊，凭几坐，汗出则愈。不汗，更服，无所禁，勿当风。并治但伏不得卧，咳逆上气，面目浮肿。

在这个方子里有这几类药物：

第一类药是解表药，麻黄、桂枝。解表和高血压有什么关系？当血管里的压力增高的时候，什么方法解除这个压力最快？发汗。高血压病人在什么样的情况下最危险？体表不通，压力无法正常调节的时候。人体能正常调节压力是很难发生危险和意外的。再者，大循环的通畅也是气血生成的前提，气血能正常的生成和循环，心脑血管很难发生异常。治疗高血压用麻黄桂枝这样的发散升提药，如果不从人体的本能模式来思考问题，是很难理解的。

第二类药是凉降药。这里用的是生石膏，有的版本的续命汤还会加黄芩。生石膏是冷空气，黄芩也是苦降的药。在使用发散药的前提下，如果体表不能及时打通，能量势必上冲于头，生石膏就像一团冷空气，上升的湿暖空气遇冷必定凝结为水而下行，这样就不会造成头部的压力，规避了风险。

现在治疗高血压常常只用寒凉清降药。如果只是压制，而不疏导，这就是大禹治水的问题，降血压和治水是一样的道理，宜疏不宜堵，一时纵然压制了，久而久之势能蓄积到一定程度而造成决堤，更不可救。再说，强行降压若违反人体的本能诉求，也会给大脑和身体带来损害。

第三类药是干姜、炙甘草、人参类的药。有的版本还有炮附子和大枣。这是能量药。前面说，能量不足，水泵的力量不够了，所以人体要增压。反过来讲，能量充足了，人体也会降压。人体是双向调节的，不可能只是单向调节，病有来路就会有去路，常常来路就是去路。要让人体正常了，然后自己降压，这才是长治久安之道。

第四类药是祛瘀药，当归、川芎、杏仁。有的版本还有细辛、白术。临证的时候不限于这几种药，瘀堵是多种多样的，随证治之就好。香附、陈皮、厚朴、枳实、薤白、白芥子、桃仁、牡丹皮、败酱草、茯苓、白术、大黄、芒硝类的药都是常用的。

这个方子很多人当经验方用，因为读不懂组方原理。这个很可惜，因为没有任何一个固定的方子是可以适用于所有人的，每个病人的阴阳、寒热、表里、虚实都不一样，所以这些药物不一定要兼具，明白了组方原理就可以随证化裁。

我有一个朋友，因心脏不舒服去检查，诊断为心脏病，说先天性心脏瓣膜异常。医院建议马上做手术。病人对手术有犹疑，前来找我。我说，心脏虽然先天异常，但已经用了50多年了也没大问题，说明是适合你的，若手术了，未必就能适合。他事后说是这句话坚定了他不手术的信心。我下的不是医学结论，在这种情况下哪怕是西医也不敢下绝对的结论，我只是站在人体自身的角度替人体思考而已。说一下是如何治疗的。当下的证是：

脉象弦而重滞，沉取无力，常年汗多（尤其手脚汗多），腰痛，心脏不舒服，心悸，胸闷，屁多，常年在外奔波，饮食重腻，容易忘事。

带大家演示一下辨证过程。第一步用六经八纲的基本概念将这些证归类。先脉上断阴阳。脉只是沉取无力，而未至弱和空，当属略偏阴，未至严重的阴证。汗多、腰痛是表证，也能反应津液损失的问题。胸闷是半表半里。屁多和容易忘事是里有瘀堵。心悸的可能性有多种，单一证不可下结论，在这里结合汗多和脉偏阴来看，当为津液虚所致的可能性大。心脏不舒服为不明确不典型证，我们是证据医学，可以将不典型证放一边，先参看典型的证据。

综合来看，偏阴证，能量为先，当用炮附子和干姜。然后是排病层面，表、里、半表半里三个层面都有排病诉求，那就要做取舍，因为人体的能量是有限的，一般情况下很难支持既往表调能量，又往里调能量的双向消耗局面。常规原则是从中间层面，也就是半表半里入手，若某个层面的诉求明显严重则须依此大局。这里半表半里证不明确，因为与其他证合参，里有瘀堵也会产生胸闷，单一个胸闷不足为凭。当时是冬天，冬天汗多，表证可谓严重，比较下来里证相对没那么严重，未至明显的便秘和瘀血。所以还是以表证为主，里证的瘀堵只用陈皮稍加疏导。

处方：炮附子、干姜、桂枝、炙甘草、大枣、陈皮。病人服了几剂之后，汗就止了，心脏也舒服了。又遵嘱将不良的生活习惯改变，继续服药调治，一段时间后去检查，指标回归正常，西医认为不用手术了。

这个方子虽然和续命汤不太一样，但理路是一致的。首先有解外的药，桂枝。汗多为什么还要解？进出协调才是通畅，汗多还是里外不协调。阴证止汗用炮附子为正治。炮附子同时也是能量药，建能量的还有干姜、炙甘草和大枣。祛瘀堵的药有陈皮。

有些不紧急的心血管疾病，甚至不用开方，让病人减食为药，常规的做法是吃素和过午不食，再加上多运动，但必须每天坚持。一段时间之后血压自然就下去了，很多人听从我这个建议解决了问题。这个做法其实也是祛瘀堵和通循环，肠胃不瘀堵了，阳气就升起来了，运动也是生阳气的。这和服药的原理是一样。

碰到这一类病是否都可以用续命汤作为底方？不可以这样看问题。如果病人是承气汤证，那就是承气汤；是柴胡汤证就是柴胡汤。续命汤最多算是这个病的常用方，绝非万用方。一切方治一切病，一切病也可能用到一切方，这才是汤液学之正解，总之从辨证上入手，而非从病上入手。

我们读懂了这个方子，再来看这一章的其他方子，就好理解多了。

《千金》三黄汤

治中风手足拘急，百节疼痛，烦热心乱，恶寒，经日不欲饮食。

麻黄五分　独活四分　细辛二分　黄芪二分　黄芩三分

上五味，以水六升，煮取二升，分温三服。一服小汗，二服大汗。心热加大黄二分，腹满加枳实一枚，气逆加人参三分，悸加牡蛎三分，渴加栝楼根三分，先有寒加附子一枚。

这是一个后世的方子，条文中已注明出自《千金》这部书。这里面有一味新药独活。这是一味宣散药，辛热而略有苦麻之味，能散风解肌，亦能活血祛瘀。与独活相近似的还有一味羌活，相比而言，羌活苦少而微凉。苦则下行，凉则上行。故云羌活偏上，独活偏下。独活和羌活这两味药介于解肌药和祛瘀药之间，可谓兼具了桂枝和川芎之性，比桂枝峻烈，又比川芎轻薄，常用于风痹之痛证。

独活和麻黄的组合类似于桂枝和麻黄的组合；细辛也是宣通祛痰饮的；黄芪补表，可以归入能量药；黄芩苦降下行。亦是一个续命汤套路的组合。

从证上来看，这个方子偏重于治疗全身性的疼痛和体表的津液虚。

在这里说一下经方用药的理法。

经方辨证首先是辨阴阳，阴阳主要是从脉上来断。经方用药自然也是首分阴阳。何谓药之阴阳，除了寒热之外，还有药物的滋养性和清解性的区分。

比如说炙甘草、大枣、天花粉、地黄、阿胶、麦冬、白芍、山茱萸之类，这些能滋补和敛聚津血的是滋养剂；附子、姜、参等这些虽然不具直接滋养性，却能促进生理机制的亢奋而生成津血，也具滋养性。大黄、芒硝、生石膏、黄芩、黄连、枳实、厚朴、桂枝、细辛、白术之类有宣散破下之性，可清泻能量、清除瘀堵，为清解剂。

严格意义上，凡药皆可以这么区分，这叫药上分阴阳，大致也就是分此药是能补充人体能量的，还是带走人体能量的。

滋养剂不等于热药，也有寒凉的；清解剂不等于寒药，也有性温的。

凡药皆偏，但有些药的偏性不大，比如知母、粳米、山药为滋养剂，但滋养的偏性并不大；白术、厚朴为清解剂，但清解的偏性不大。有些药则偏性大，比如寒热偏性大的姜、附、石膏、大黄；也有相当多的药寒热接近于平性，比如麻黄、茯苓、山药。

原则上阴证和津液虚要以滋养剂为主，尽量避免使用偏性大的清解剂；阳证要以清解剂为主，尽量避免用偏性大的滋养剂。热证要尽量规避用热性药，寒证要尽量规避用寒性药。

比如病人为实热之里证，当用承气汤，哪怕同时胃口不好，或有一点津液虚，一般来讲不要去管，本着抓大局的原则，不要去加炙甘草、大枣这样的滋养药，加进去如同火上浇油，效果会掣肘。如果病人同时津液虚和胃弱明显，才可以加炙甘草之类滋养津液的药，合为调胃承气汤。至于生姜这类的热性药更要尽量规避，不然会影响疗效。

又如病人是少阳柴胡汤证，同时又脉象偏亢盛，兼有温病。这时候可以用小柴胡汤去生姜，或再加生石膏。有人喜欢坚守原方，原方只代表一种典型情况。可以说，多数的病是在驳杂态里面。一把钥匙如果只是打磨得不够精细，费点劲也能开锁；如果在大局面上有不合适，就开不了锁。经方里有小柴胡汤、大柴胡汤、柴胡桂枝干姜汤之类的变化，说明也是变化之道。

初学经方者，有时候主方用对了，疗效却不好，常常是因为忽略了从药上分阴阳寒热行规避原则。一般来讲，如果阴阳寒热的偏性大，不要用与阴阳寒热的主方向相左的药，不得已要用，也只能少用。比如阴证而有瘀堵，不得已要用大黄，炮附子和干姜用到常规剂量，大黄可少用，比如6克左右，如果还要再加大黄，则炮附子、干姜类的药也要加量，以此平衡能量。在阴阳寒热偏差不大的情况下，用药才可以阴阳寒热剂量相当的并用。

分清了药的阴阳寒热，然后就要区分药物进入人体的层次。表、里、半表半里只是粗分，临证应用上关于药物的层次还要更精细。

一般来讲，性味轻而薄的向上和向外；性味重而厚的向下和向里。辛、香、凉、燥类发散性的偏向上和向外；苦、淡、酸类收降性的以及黏稠的偏向下和向里。甘味的居中。

比如，薄荷和麻黄的辛香是轻升的，所以是解表药；厚朴的辛香是厚重的，所以下行，吃下去能放屁，偏向于去里的气滞。同样是滋养津液的药，麦冬清升一些，所以说润肺，其实是偏向于滋养上部的津液；地黄稠厚，所以说补肾，其实是偏向于滋养下部的津液；山药居中，所以习惯说它养脾胃。党参和黄芪都有亢奋阴而生成津液的作用，黄芪性味轻升而淡，所以说补表；参味偏厚重一些，所以说建中止渴，生成脾胃津液。同为苦降药，栀子味轻，所治为胸中之窒热；黄连、黄柏味厚，所治为中焦和下焦；黄芩居中，所治为半表半里之胁下痞痛。

经方对药物的认知是朴素的，主要是对能量和势能方向的认知。使用之精细如能工巧匠之用具，重的、轻的、粗的、细的，分得很清楚。所以我习惯药物都要亲尝亲试，这样才能获得对这些势能的真实感性认识。药物书可以参考，但书上的词汇能传达的信息是很有限的。比如川芎、吴茱萸在药书上都用辛温这两个字来解读，但尝过就知道，味道天壤之别。又如喝了白芷，先是全身有发散感，到最后是有一团热量停留在头面部；海浮石最后会在胸腔形成一种扩张感。虽然药书上也有相近似的用途讲解，比如说白芷通鼻窍，但真实的体感比文字的信息量要大得多，精微得多。

明白了上面所讲解的分析药物的方法，就能用感官真实地掌握一味药。

所谓神农尝百草，可见用的是尝的方法，所以我们也需要有尝药的功夫。

需要注意的是，药物在层次上的区分只是偏向性，而非绝对性，毕竟药物通过消化吸收是要进入大循环的。经方的常用药物相对于后世的药物，特点就是性味纯粹，不驳杂。大黄、芒硝攻里就是攻里；附子、干姜扶阳就是扶阳。纯粹的好处是便于组合化裁。当然，能清晰的组合化裁的前提是对六经八纲有明确的界定和认知。

经方里只有少部分药呈现出驳杂态，比如当归和川芎，其黏厚多油脂能滋养，为滋养性；其浓香走窜又能祛瘀血，为清解性。因其具滋养性，又偏辛温，一般阳热的瘀血证不用这两味药，阴寒证用之更效。

后世的药物驳杂者居多，可见在辨证的概念上已趋向含糊和混乱。比如菊花，虽然是清解剂，香和苦都很明显，其香走表，其苦又趋下，若欲方向明确地使用，往往掣肘。

风引汤

除热瘫痫。

大黄　干姜　龙骨各四两　桂枝三两　甘草　牡蛎各二两　寒水石　滑石　赤石脂　白石脂　紫石英　石膏各六两

上十二味，杵，粗筛，以韦囊盛之，取三指撮，井花水三升，煮三沸，温服一升。

还是可以按照续命汤的思路来认知这个风引汤。解表药，有桂枝；扶阳药，有干姜；祛瘀药，有大黄。其实这个方子的侧重点是大量的镇敛下行药。龙骨、牡蛎是下行敛降的，还用了大量的金石类镇敛药：滑石、石膏、寒水石、赤石脂、白石脂、紫石英，而且其中相当一部分都是有寒凉和散结通利之性的。

镇敛药有引能量下行的作用。后面几味金石类药现在不常用了。现在常用的敛镇药除了龙骨、牡蛎之外，还有山茱萸、乌梅、白芍、五味子、代赭石、牛膝等。牛膝是一种植物，顾名思义，是能让膝盖变得像牛膝盖一样健壮，可见其效，是引能量下行的药。赤石脂和紫石英我在临证中也经常使用，这两味药重镇下行而不破不伤，能让能量汇聚于下焦，让下焦的气血厚实起来。赤石脂色红而稠厚，作用于血的层面多；紫石英无色而清爽，作用于气的层面多。

这个方子用药驳杂，条文里说是治热性的瘫痫，用药却是寒热夹杂。由于没有详证，所以不便详解。

防己地黄汤

治病如狂状，妄行，独语不休，无寒热，其脉浮。

防己一分　桂枝三分　防风三分　甘草二分

上四味，以酒一杯，浸之一宿，绞取汁，生地黄二斤，咬咀，蒸之如斗米饭久，以铜器盛其汁，更绞地黄汁，和分再服。

"如狂状，妄行，独语不休"，这是瘀血证。用量最大的是生地黄汁，能滋阴，同时祛瘀血的作用强。"无寒热，其脉浮"，说明在阴阳寒热上没有明显的偏向性，所以用药可寒热并进。桂枝、防风偏一点温热；生地黄偏一点寒凉。脉浮也可以理解为有表证，所以用了桂枝和防风。防己苦辛，是开水道下行的，用量不大，虽名为防己地黄汤，剂量上却不是主药。

为什么用生地黄汁去瘀血，因为亢相很明显，脉上虽"无寒热"，狂和妄行就是很严重的亢相，而且脉浮也是一种亢相。阴虚阳亢，而非实热的亢，生地黄这样有滋阴作用的药为正治。从临证的实际情况来讲，如果是典型的阴虚阳亢就要规避桂枝、防风这样的辛温发散药。这里合用了，所以在理法上有点混乱。有一种理由是可以这样治的，就是处于驳杂模糊态，若说阴虚阳亢，脉上的确也不明显，本着客观第一的原则，模糊就当模糊治。

流传久远的古书，难以保证文字的可信度。不过，我们只要按照其一以贯之的理法来认知，就有可能勘误证伪。

还有一个侯氏黑散，用药更驳杂，存疑。另有两个外治方，可参。

◎寸口脉沉而弱，沉即主骨，弱即主筋，沉即为肾，弱即为肝。汗出入
水中，如水伤心，历节黄汗出，故曰历节。

跌阳脉浮而滑，滑则谷气实，浮则汗自出。

少阴脉浮而弱，弱则血不足，浮则为风，风血相搏，即疼痛如掣。

盛人脉涩小，短气自汗出，历节疼不可屈伸，此皆饮酒汗出当风所致。

这一段以脉论病，可参，亦可作为单一证使用，但不可执此为定凭。关
于跌阳脉、少阴脉后文有专门的论述，此处先不讲解。

◎诸肢节疼痛，身体尫羸，脚肿如脱，头眩短气，温温欲吐，桂枝芍药
知母汤主之。

桂枝芍药知母汤方

桂枝四两　　芍药三两　　甘草二两　　麻黄二两　　生姜五两　　白术
五两　　知母四两　　防风四两　　附子二枚（炮）

上九味，以水七升，煮取二升，温服七合，日三服。

历节病是一个常见的病，可以涵盖我们今天说的各类肢节病。

桂枝芍药知母汤是常用的治关节病的经验方，但不能只当成一个经验方
来参，要明了药物和组方后面的原理。

首先有解表药，麻黄、桂枝、防风；有能量药，炮附子、生姜；有祛水
湿的药，白术。知母和芍药这两味阴润敛降的药放在这里是怎么回事？如果
单看关节水肿这个证，这两味药是不适宜的，因为水湿类的病一般情况下来
讲，要规避滋阴助湿的药。但在经方的套路里，这种用法又常有，例如小青
龙汤和真武汤都是治水饮的，里面都有白芍。

说知母、白芍阴润助水湿是一种着相的思维方式，是脱离了人体的能量
运行直接从定点的表象推论出来的。药物进入了人体，就要放到人体的整体
势能反应里面来讲作用。

我们来看一下这个方子的势能反应。关节水肿可归入表有水湿，桂枝、
麻黄解表，这是汗解法。水湿的正解法是小便解；这里用炮附子，可见是偏

阴证，也是不宜发汗的，那为什么用麻黄、桂枝呢？可以这么理解：如果不用麻黄桂枝，对水湿气化疏通的力度会不够，若致汗又非正治，于是加入了知母、白芍这两味阴润药，气化往上的暖空气遇到了湿冷的空气，就会化合成雨而下行，也就是利小便。这样既制约了发汗，又有效的利水。这样才能解释为什么治水的方子里常用白芍和生石膏，生石膏是冷空气。

这是一种源于人体的能量和势能反应的思维，而非某药某用，某方某效的直线思维。要想参透经方，须得从能量和势能的思维下手，舍此一途很难在不附会其他理论的前提下忠实地解读《伤寒论》的理法。

前面的四句条文以脉论病，从单一现象下结论，不类《伤寒论》一贯的语境，疑为后人所加。这一条证备理全，且多证互参指向结论，为《伤寒论》的一贯语境，当为可信的条文。

"诸肢节疼痛，身体尪羸"，病人的主要问题是肢节疼痛和变形。"尪"是骨节变大或者突出之类的变形反应；"羸"指的是羸瘦，羸弱。

"脚肿如脱"，脚肿得很严重，可以归入表的水湿证。

"头眩短气，温温欲吐"，头眩短气加上温温欲吐，是中焦水饮证，所以用了白术。单说一个头眩，不一定是水饮证，多种情况都有可能发生头眩。再看，同时胃里面有满闷感，想吐又吐不出来，两证合参，中焦水饮的可能性就大了。这是很严谨的《伤寒论》的理法：单一证不可断，要多证合参才可定案。

这里没有出脉象，但从用炮附子来看，脉象应该是偏阴的。

说一个我早年参过的古代医案。某人得了严重的腹水，怎么治都治不好。诸医用的无非是健脾利水疏通扶阳类的套法，没有效果。有一天来了一个游方的医生，开了大剂量芍药和阿胶。病家吓坏了，古人多少懂点医理，说腹水已经胀得这么大了，还下这样大剂量的滋阴药，岂不催命？结果喝下去小便就增多了，一宿水减，肚子消下去了。这个医案没有记录详细的证，用《伤寒论》的势能思维可以还原出来：如果此时人体的能量大格局是阴虚阳亢，也就是说整个势能是津液虚又亢盛于上，水怎么可能下行？只有整体势能下来了，水自然就下行了。所以学医不能着相，若从相上入手，无论如何是说不通的。此案亦可佐证经方思维之要妙。

前面讲的趺阳脉，可不可以参，当然是可以的，岂止趺阳脉，是证都可以参。《伤寒论》的原则是首选典型证来定案，因为这样比较容易得到准确的结论。若碰到典型证少，或者证杂乱的状况，学经方的就很难有依据，因为《伤寒论》里涉及的证太少，这也是学到一定时候，处理的病案越多，就感觉到疗效进入瓶颈期的一个重要原因。其实可以打开思维，一切我们所能获得的信息都可以拿来取证，比如气色、面相、舌象、声音、体味、身体的触诊等都可以。初学者我不建议学得太杂，因为一开始就范围太广容易混乱，毕竟先把《伤寒论》条文里的东西弄明白一定是准确率最高的，的确在典型情况下也够用了。学到一定层次就可以拓宽取证的范围了。但切记要把握住核心原则：首先是要把所有的证纳入六经八纲来归类理解；其次就是要在全面取证的前提下抓大局取大相，不能执着于片面的证据，或者依据经验去下结论，尤其不能将病名，将局部的证据与结论之间做标签化绑定，后世医学之失常在此处。

治疑难杂症和大病更要离一切相，离一切定法，完全进入不执着的思维系统，才能更精准地把握住本质。比如一想到治癌症就是白花蛇舌草、半枝莲，这就是相，这两味药主要是通过打开微循环和宣通水道的方式来排毒散结的。癌症的病机很多，比如现在因为情绪引发气滞，从而引起的癌症不少，如果病人整体辨证下来，大局是气滞，用这两味药肯定没有好的疗效，因为这两味药不开气滞。这时候组合使用香附、木香、陈皮、枳实、厚朴往往有速效。

又比如，一看到眼睛痒就是肝风肝火，这就是定法。眼睛痒有没有可能是因为少阳证？有没有可能是因为大肠不干净？有没有可能是因为表不解？有没有可能是因为风温？有没有可能是因为水饮？有没有可能是几种情况杂合引起的？当然都有可能，法无定法。你破了对定法的执着就容易得到真相。

关于气滞的辨证，《伤寒论》里没有详细的讲解，这也能理解，一本书再厚也是有限的，不能尽言。所以贵在掌握其理法而举一反三。爱叹气，爱生气，肤色蜡暗无光，肩膀内扣，胸闷胁胀，打嗝嗳气，气窜气痛，声音神气不扬这些都是气滞的证。《伤寒论》教我们的本质上是一个觉知法门。面对一个病人，你看到的、听到的、闻到的、问到的、触摸到的，甚至感应到的，都可以成为证。取证的范围宽了没有什么不好，重要的是，你要通过全局的分析比对，找到最大局和最本质的原因，然后以此为重点下手，才有可能达到高的治愈率。不能因多则惑则乱。

◎味酸则伤筋，筋伤则缓，名曰泄；咸则伤骨，骨伤则痿，名曰枯；枯泄相搏，名曰断泄。荣气不通，卫不独行，荣卫俱微，三焦无所御，四属断绝，身体羸瘦，独足肿大，黄汗出，胫冷。假令发热，便为历节也。

病历节，不可屈伸，疼痛，乌头汤主之。

乌头汤方

治脚气疼痛，不可屈伸。

麻黄　芍药　黄芪各三两　甘草三两（炙）　川乌五枚（㕮咀，以蜜二升，煎取一升，即出乌头）

上五味，㕮咀四味，以水三升，煮取一升，去滓，内蜜煎中，更煎之，服七合。不知，尽服之。

乌头汤这个方子也是治关节的。它和桂枝芍药知母汤的区别是虚与实的区别。

此方基本套路与桂枝芍药知母汤一致。炮附子换成了川乌，量增大了，两枚增加到五枚。解表有麻黄却不用桂枝，便不致汗。也有芍药。用了补表的黄芪，且增加了炙甘草的量。综合来看，诸如水肿和里饮的情况也不具备，这个方子所治为阴证津液虚为主的关节病。

川乌（乌头）与附子是同一植物的不同部位。川乌是母根，附子是子根。川乌较附子的毒性大（其实是药物的偏性，古人说是药三分毒，当作偏性解），使用时要当心，要煎1小时以上。还有一种草乌，毒性更强，初学者不要去用，一般情况下也用不上，了解即可。关于附子，大剂量使用一定要注意安全。一般情况下用炮附子即可。最好不要交给病人自己去煎煮，一旦操作不慎容易出问题。

此节的第一段文字名相很多，诸如："枯泄""断泄""荣卫""三焦""四属"。这些概念孤兀而繁，前后无应，行文上也不类《伤寒论》一贯的风格。存疑。这样的概念对于临床来说太繁琐了。这些名相先不论对错，名相一多，从实操上来讲就会混乱，就不好用，医理毕竟是拿来用的，不是拿来欣赏的文学辞藻。若不着本质，更成迷障。

《近效方》术附汤

治风虚头重眩，苦极，不知食味，暖肌补中，益精气。

白术二两　附子一枚半（炮，去皮）　甘草一两（炙）

上三味，剉，每五钱匕，姜五片，枣一枚，水盏半，煎七分，去滓，温服。

《近效方》是唐代的一本医书。这个方子很简单，白术、附子、炙甘草这三味药而已，外治少阴而内治水湿。

崔氏八味丸

治脚气上入，少腹不仁。

干地黄八两　山茱萸　薯蓣各四两　泽泻　茯苓　牡丹皮各三两　桂枝　附子（炮）各一两

上八味，末之，炼蜜和丸梧子大，酒下十五丸。日再服。

崔氏八味丸就是金匮肾气丸。这个方子在《金匮要略》里多处提到。将书中有关金匮肾气丸的主证总结一下，有这样几个要点：小便多或小便少、消渴、烦热、腰痛、腹拘急。

小便多，在条文里说是"饮一溲一"，喝一杯水下去能尿出来一杯量的小便。说茯苓、泽泻是利尿剂，怎么尿多还用利尿剂？所以说中医不能脱离药物进入人体的势能反应来谈效果。便秘吃了大黄会通便，所以常说大黄是通便的，但热性的腹泻，吃了大黄反而能止泻。其实大黄只是一味攻里的药，肠道里有热性的瘀堵，用大黄下了，正在腹泻的也就止泻了，因为人体不需要用腹泻来排邪了，所以连大黄都不能简单的视之为泻药，这个道理亦可用在其他地方。茯苓、泽泻只是淡渗下行药而已，此势能若能顺应人体的排邪势能，小便该减则减，该增则增，这是人体自己的事，总之不过是邪去身安，回归正常而已。

小便多是向体表的气化太过，是一种亢象，所以温病也常见小便多。消渴、烦热、小便多合在一起，是典型的阴虚阳亢的证。阳亢于上，津液虚于下，于是腰痛和腹部拘急。所以这个方子里用量最多的是干地黄、山茱萸、山药（薯蓣），行滋阴收敛之法。牡丹皮是祛瘀的，兼治瘀血和痈脓。

这个方子里还有小剂量的炮附子和桂枝，这是温阳和气化运行的药。气化太过以至于小便多，是应该规避桂枝这样的气化药的，消渴也应该规避炮附子这样的阳热药，但这里用量很少，不妨碍大局，亦可见不是单纯的阴虚阳亢，而且是入丸剂，丸剂是药的粗末团成的，胃很难消化吸收，能更入下焦，温下焦之阳，助下焦之运行。也有将这八味药作汤剂的，入汤剂用肉桂更好，因其气厚而少发散之力。

如果是单纯的阴虚阳亢，不可以用这两味药，剩下的六味是一个很著名的方子：六味地黄丸。现在很多人都拿六味地黄丸当保健品吃，其实也是要对证才能有效的。

如果是阴虚阳亢而偏热，则可用黄连阿胶鸡子黄汤（黄连、阿胶、黄芩、芍药、鸡子黄），以及竹叶石膏汤（竹叶、石膏、半夏、麦门冬、人参、炙甘草、粳米）。这四个方子联系起来看，原为一路，都是治阴虚阳亢，黄连阿胶鸡子黄汤所治为上热明显，竹叶石膏汤所治为表热明显，金匮肾气丸所治为下寒明显，六味地黄丸居中。

有人说《伤寒论》不重温病和滋阴之法。其实不然，从这一系列的方子来看，不仅滋阴之法很完备，温病的方子和药物也很丰富。《伤寒论》里生石膏、大黄、芒硝、栀子、滑石、黄连、黄芩、黄柏、茵陈、连翘、竹叶等皆有。《伤寒论》是圆融而不偏之法。医学不宜入流派，一入流派易成偏执，一成偏执便难免误人。

《千金方》越婢加术汤

治肉极，热则身体津脱，腠理开，汗大泄，历风气，下焦脚弱。

麻黄六两　　石膏半斤　　生姜三两　　甘草二两　　白术四两　　大枣十五枚

上六味，以水六升，先煮麻黄，去上沫，内诸药，煮取三升，分温三服。恶风加附子一枚，炮。

这个方子是越婢汤原方加了一味白术。

来看条文里所列的证："热则身体津脱，腠理开，汗大泄，历风气，下焦脚弱。"表热出汗多而脚弱，这是一个上热下寒的格局，准确地说是表的气化过亢，下面津液虚。

前面说"治肉极"是什么意思？唐代孙思邈的《千金方》里有对"肉极"的专门论述，是指脾虚引起的汗泄腠理开。在这里为脾虚而表亢夹热，用生石膏解热而下行降亢。按说热证也要规避热药，为什么这里用了生姜。因为这里呈现的是驳杂态，里面的胃弱也明显。所以寒热合用了。临证要依据人体的客观情况，该用则用，不该用则不用。

白术气化中焦，增强水液的吸收。大枣和炙甘草建中补津液，且甘以缓之，能收敛虚浮之阳。

越婢汤和金匮肾气丸的区别可以理解为阴阳之别。前者偏阳证多，后者偏阴证多。

越婢汤这个方子临证上常作为经验方治疗水肿、肾炎、尿毒症和肾衰竭。用后世医学的眼光看，无法理解，这几味药跟肾衰竭有什么关系？后世医学认为这几味药不仅不补肾，且说生石膏是寒凉伤肾的，麻黄也耗气伤阳，剩下的药都是食品，亦不是治病之药。为什么将这么几味药组合到一起就能治肾病？

麻黄和生姜的组合是向外疏通排邪的，邪去了，该止汗自会止汗。生石膏犹如冷空气，向上气化之热遇到冷空气，便化合为水下行，经过肾的过滤，能量部分由肾来回收储存，废水则通过膀胱排出去。若汗出能量就消耗掉了，而化为水液下行则有助于吸收利用，能量循环回归于肾，则肾自补。所谓"要想富先修路"，最有效的补是自身之循环，自身循环都不通畅，又如何补得进去？这个方子之所以能补肾治肾病，就是因为将汗法改成了水法。

【历代名家医案范例】

（一）

佟某，男，63 岁，1965 年 7 月 6 日初诊。因"慢性肾炎"住某医院，治疗 3 个月效果不佳，尿蛋白仍旧异常。无奈要求服中药治疗。刻证：四肢及颜面皆肿，皮肤灰黑，腹大脐平，纳差，小便量少，汗出不恶寒，舌苔白腻，脉沉细。（注：本人研究了胡希恕的众多医案，发现脉细主要是指脉的形状，未必是细弱的细。所以此处不指向阴证。）此属水饮内停，外邪郁表，郁久化热，与越婢汤方：麻黄 12 克，生姜 10 克，大枣 4 枚，炙甘草 6 克，生石膏 45 克。结果：上药服一剂，小便即增多，喜进饮食，继服 20 余剂，浮肿、腹水消，尿蛋白正常，病愈出院。

（胡希恕）

（二）

周子某，年约三十，患水肿已半年，医药遍试，日剧。延诊时，头面、四肢、腰腹、胸背皆肿如瓜形，僵卧床席，不能转侧，皮肤胀痛异常，即被褥亦不能胜受。气喘，小便不利，脉沉而微。诊毕，就室，呼主人曰：古人言水肿死证，见一即危，如缺盆平、掌无纹、脐突、足底平皆是，今皆兼之，况皮肤痛不可支，有立刻破裂之势，须防外溃，喘满又恐内脱，虽有妙方必无幸矣，即辞不举方。

主人及病者皆曰：疾不可疗，命也，但愿得尊方入口，死亦甘休。余闻而怜之，即疏济生肾气丸而去。越数日，来告曰：药完二剂，小溲如泉，肿消大半矣。可否再服？嘱其更进二剂，病如失。嗣以六君、八味丸汤并进而痊。甚矣，病机之难以常理测也。

（萧琢如《逸园医案》）

附录：济生肾气丸。方剂来源：宋《济生方》。原名加味肾气丸。

组成与用法：附子（炮）2 个，茯苓 30 克，泽泻 30 克，山茱萸 30 克，山药（炒）30 克，车前子（酒蒸）30 克，牡丹皮 30 克，官桂 15 克，牛膝

（酒蒸）15 克，熟地黄 15 克。上药共研细末，炼蜜为丸，如梧桐子大。

　　按：萧琢如这个医案，脉为沉微，可见是阴证。阴证加上水肿，滋阴药是不适宜的，用金匮肾气丸的原方显然不合适。来看这个济生肾气丸的组方：滋阴的熟地黄只用了 15 克，低于其他药的剂量，而不像金匮肾气丸，地黄的剂量是最大的；炮附子和官桂的用量比金匮肾气丸的比例超出数倍，所以这个方子的大方向已经变成了扶阳。扶阳和利水并重，茯苓、泽泻、车前子合用且量大。再合山茱萸和牛膝引而下行以利水。大方向对了，自然见效很快。可见治病主要是大方向要对，且不能执着于定方。

如果以虚实而论，上一章的中风、历节病为实证，不管是关节肿大、风湿，还是脑血栓、心肌梗死，都可以理解为有形的瘀堵。这一章的血痹虚劳病讲的是虚证。整部《金匮要略》是以虚实为主线来讲的。

本章最核心的一组方子：黄芪桂枝五物汤、桂枝加龙骨牡蛎汤、小建中汤、黄芪建中汤，都是以桂枝汤为主方加减化裁而成的。治津血虚少为什么要用桂枝汤作主方？还是那句话，"要想富先修路"，有了道路，经济自然就能发展起来，同理，人体循环正常了，气血也就能自生。经方是着眼于大循环来治理人体的，这和后世脱离人体的循环和势能来直接谈某药某方补气血是不同的。

◎血痹阴阳俱微，寸口关上微，尺中小紧，外证身体不仁，如风痹状，黄芪桂枝五物汤主之。

黄芪桂枝五物汤方

黄芪三两　芍药三两　桂枝三两　生姜六两　大枣十二枚

上五味，以水六升，煮取二升，温服七合，日三服。

脉"微"，这个微在这里的程度不会到很微弱，如果很微弱应该是阴证，这里应该是津液虚的脉象。《伤寒论》里提到过脉微为"欲愈也",亦可佐证。紧脉是闭阻不通的脉象。

"身体不仁,如风痹状",肢体有麻痹的现象,这是由于能量不足,津液不能濡养。

说脉象是"阴阳俱微",这里说的阴阳可以理解为脉的尺为阴,寸为阳;或沉取为阴,浮取为阳。可见整体的能量是不够的,但主证是在体表,所以在桂枝汤的基础上加了黄芪。黄芪是补表的。既然是从桂枝汤加减而来,加量生姜好理解,能建中健胃且加大气血运行的力度,那为什么要去掉炙甘草?因为甘味有缓和聚敛之性,这里是要将能量更好地送到体表,于是减少了甘缓之味。

肌无力、面瘫、强直性脊柱炎、肌肉萎缩麻痹等这一类的疾病都可归入"身体不仁"和"风痹",于是有医家用大剂量的黄芪来作为治疗这一类病的经验用药。我们来看这个方子,不是用一味黄芪那么简单的。先建中,再用桂枝输送能量于体表,这是一个着眼于整体的系统工程,单是一味炙甘草的加减便可见法度的谨严。

◎夫失精家,少腹弦急,阴头寒,目眩,发落,脉极虚芤迟,为清谷,亡血,失精。脉得诸芤动微紧,男子失精,女子梦交,桂枝加龙骨牡蛎汤主之。

桂枝加龙骨牡蛎汤方

桂枝　芍药　生姜各三两　甘草二两　大枣十二枚　龙骨　牡蛎各三两

上七味,以水七升,煮取三升,分温三服。

◎虚劳里急,悸,衄,腹中痛,梦失精,四肢酸疼,手足烦热,咽干口燥,小建中汤主之。

小建中汤方

桂枝三两(去皮)　甘草三两(炙)　大枣十二枚　芍药六两

生姜二两　　胶饴一升

上六味，以水七升，煮取三升，去滓，内胶饴，更上微火消解，温服一升，日三服。

把这两个方子放到一起来讲，是因为此二条的证很近似：都有遗精、梦交类的情志妄动的证；都有失血、腹拘急痛、目眩、发落、四肢酸痛类的津血亏虚的证；也都有脉动、烦热类的虚亢证。不同的是，桂枝加龙骨牡蛎汤首先定义的是"失精家"，且说"男子失精，女子梦交"，可见是以情志妄动为主要特征的，所以是桂枝汤加了龙骨和牡蛎这种安定神志的药。小建中汤首先定义的是"虚劳里急"，可见是以津血亏虚引起的腹中拘急为主要特征，所以是桂枝汤加了胶饴。有人把小建中汤作为腹中虚痛的经验方就是这么来的。

胶饴就是饴糖，小时候见有走街串巷卖的，甜又黏厚，黏在牙上抠都抠不下来，所以比炙甘草和大枣更能滋补津血和敛聚能量。

小建中汤所主的"手足烦热，咽干口燥"不是真正意义上的热证，而是中虚津血虚而不能制约浮游之火造成的，需要脉证合参方能明辨。我们在搭脉的时候，会发现一种不稳定的脉象，时强时弱，时弦时缓，隔几分钟搭就会不一样。原因主要有二：首先是由于脾胃弱津血虚引起的能量不稳定，脾胃之于人体好比车轮的中轴，中轴不稳定，自然整个车轮容易晃动，这种情况小建中汤合用；其次是邪结于半表半里，在进退之间出入而引起的脉象不稳定。其实半表半里少阳证主要也是由胃弱引起的，小柴胡汤里七味药，建中就占了四味。可见这两种情况很近似，所以方子的主方向也近似，都是以建中为主。

什么叫"失精家"？狭义可以理解为房事或遗精过度的人，广义的理解包括有熬夜、打游戏、思虑烦恼抑郁、欲望盛、操劳过度之类习惯的人。因为一切日常行为过度了都会引起津血损伤。能量越弱的人越不容易稳定，也就越好色，焦虑，脾气坏，烦恼丛生，一切恶习想改却不能自控。所谓精满不思淫，神满不思睡，气满不思食。精气神不饱满的人除了淫欲心重，还会总是疲乏想睡，却睡也睡不好；或者不经饿，到时间不吃就虚乏眩晕，吃又吃不多，吃一点就饱了。所以人要清心寡欲，精神内守，尤其是情志不能妄动，因为大脑是最消耗气血的。做教育的人要意识到这个问题，如果只是开发孩子的大脑，每天学习压力那么大，早起晚睡的，运动又少，消化能力也弱，都成了"失精家"，孩子怎么可能情绪稳定，怎么可能改掉坏习惯，身体和精神的发育都不良好，谈何教育？

临证的时候，若局面复杂或证太多，是要综合比较取大局的，不宜面面俱到。只有当局面过于混乱，也说不上哪个证严重，就像条文里罗列的那样，那就万变取其中，可以考虑用小建中汤这个方子。还有一个方子也可以在局面复杂的时候以万变取其中的思路选用，就是四逆散（柴胡、枳实、白芍、炙甘草），因为柴胡类方剂亦是从中间层面下手的。这两个方子若放到一起来比较，最主要的区别是一虚一实。小建中汤宜以虚证为主治，四逆散宜以实证为主治。

【历代名家医案范例】

京师四条街贾人三井某家三四郎者，四肢惫惰，时有心腹切痛，居常郁郁，气志不乐，诸治无术。有一医某者，以先生有异能，劝迓之。贾人曰：固闻先生之名，然古方家多用峻药，是以惧而未请。医乃更谕，且保其无害。遂迓先生诊之，腹中挛急，按之不驰，乃作建中汤饮之。其夜胸腹烦闷，吐下如倾。贾人大惊惧，召某医责之。医曰：东洞所用非峻剂，疾适发动尔。贾人尚疑，又召先生，意欲无复服。先生曰：余所处非吐下之剂。而如此其甚者，盖彼病毒势已败，无所伏，因自溃遁尔，不如益攻也。贾人乃服其言，先生乃还。翌早病人自来谒曰：吐下之后，诸证脱然，顿如平日也。

（［日］吉益东洞）

按：这个医案很有意思，一个医生做担保，劝病家延请吉益东洞来诊治。服了吉益东洞的小建中汤，又吐又泻，这个医生还来做思想工作，说这不是致吐下的药而产生吐下的反应，应该不是误治，而是人体发动排病反应了。吃的不是致吐泻的药却又吐又泻，比如用小柴胡汤就偶见这种情况，我就碰到过。又比如吃了非发汗剂反而出汗，这都不要紧张，往往是排病反应，因为不是强行如此，而是人体自己的选择。

这个医案，吉益东洞的治疗手段固然高明，旁边这个医生的见地也非同一般，尤其是自己治不了就不强治，而是推荐适合的医生来治，而且依然负责到底，直到病家痊愈，这个医德和境界更是楷模。

前面条文讲的是以桂枝汤为主方来治虚劳病，可见阴阳的偏差并不大，若是阴证，那就是下面这个方子。

天雄散方

天雄三两（炮）　白术八两　桂枝六两　龙骨三两

上四味，杵为散，酒服半钱匕，日三服，不知，稍增之。

乌头之独生者称为天雄（旁生的块根为附子）。其性味功用与乌头、附子相近，既为独生，自然少生发之性，具雄镇之力，再加上龙骨，则更能镇敛浮游之虚火。

药物只是刺激肌体的功能，然后让肌体去完成该完成的作用，白术有温燥的扩张力，能刺激胃的吸收功能，让胃代谢水液的力量加强。白术在气化的作用上比桂枝温和，不会将能量大幅度的往体表调动。

◎**虚劳里急，诸不足，黄芪建中汤主之。**

于小建中汤内加黄芪一两半，余依上法。气短胸满者加生姜；腹满者去枣，加茯苓一两半；及疗肺虚损不足，补气加半夏三两。

小建中汤主要是补中的，再加黄芪补表，所以说是治"虚劳里急，诸不足"，也就是说适应面广了，以里为主，而里外俱补。

◎**虚劳腰痛，少腹拘急，小便不利者，八味肾气丸主之。方见脚气中。**

参照第五章崔氏八味丸的讲解，异名而同方。

薯蓣丸这个方子，条文中证亦不备，用药驳杂，用药有二十一味之多，大异于经方药简力专之本旨，疑为后人录入。

◎ 虚劳虚烦不得眠，酸枣仁汤主之。

酸枣仁汤方

酸枣仁二升　甘草一两　知母二两　茯苓二两　芎䓖二两

上五味，以水八升，煮酸枣仁，得六升，内诸药，煮取三升，分温三服。

这个方子条文中说是治血虚而烦的失眠。从人体模式而言，在深睡眠的时候血液运行过缓，血虚之人此时容易造成重要器官的供血不足，所以血虚的人不能深睡眠，或容易失眠，这也是人体的一种自保机制。

先说茯苓。茯苓在此处起到的是下行的作用。说茯苓是利水和安神，其实无非是淡降下行的势能。

血虚的失眠单是安神镇敛是不能解决根本问题的，此方重用酸枣仁，这味药有滋养和收敛的双重作用。既然是滋养剂，如果是热证的失眠是要规避的，吃了还会严重。川芎力雄而行散，能加大血液的力量，活血化瘀，同时有强壮的作用，能刺激血液的生成。知母具有去烦和润养津液的双重作用。

《千金翼》炙甘草汤

治虚劳不足，汗出而闷，脉结，悸，行动如常，不出百日，危急者，十一日死。

甘草四两（炙）　桂枝　生姜各三两　麦门冬半升　麻仁半升

人参　阿胶各二两　大枣三十枚　生地黄一斤

上九味，以酒七升，水八升，先煮八味，取三升，去滓，内胶消尽，温服一升，日三服。

炙甘草汤是一个后世的方子，注明是《千金翼》炙甘草汤。《千金翼（方）》是唐代孙思邈所著。

此方主治为汗出多引起的脉结、悸，也就是血虚型的心跳异常。脉结是指跳着跳着就卡一下，像打了个结一样，这是血液不足以鼓动心脏引起的。同时有心悸的反应。脉证相应，是严重的津血虚少。这种津血虚少是不是阴证？从方子来看，没有用炮附子，可见不到阴证。脉都已经有结的反应了，又如何断定没到阴证呢？在诊断的时候，是从脉的充实度来判断，如果脉弱不严重，只是结，那就是急性的津液损失引起的心跳异常；如果脉弱严重，那就要再加炮附子了。

从组方来看，麦门冬、阿胶、生地黄、炙甘草都是滋养津液的；人参、炙甘草、大枣、生姜是建中的，建中也意在生成津液；桂枝和生姜能加速津血运行，以保证输布。麻仁是一味润肠祛瘀的药，用在这个方子里可能是因为津血虚的人易有肠燥型便秘，一旦因便秘影响了大循环，津血的生成更受影响。

条文里说这种情况如果不处理，危急的十一日会死，不危急的也活不过百日，说的应该是在引起了心脏异常的前提下。心脏的问题一般情况下来讲多是由血液的异常引起的。血液不足，血液稠浊，或是由于身体的瘀堵闭阻而引起血液循环不顺畅，心脏自然要想办法适应这种异常，以保证血液向全身的有效输布。

从临证上来看，大部分心脏的疾病都可以通过调理津血和循环来治愈。心脏可以从正常变成异常，自然也能回复正常，人体的模式是双向调节的。站在心脏的角度看问题，它也一定是做当下该做的应激反应，环境改变了，它再变回正常，也不是什么不可思议的事情，也只是当下的应激反应而已。

这个方子常被用作治疗心脏病的经验方，因为能针对两种最常见的心脏病的成因，首先是津血虚少问题，其次是瘀血的问题。桂枝是兼具活血化瘀作用的药；里面还有一味药，就是酒，酒让血液运行起来的速度非常快，合桂枝、生姜则活血化瘀的力量很大。阿胶、生地黄、麻仁能治阴虚阳亢型的瘀血。此方之弊是用药有些驳杂，可以随证化裁使用。

◎五劳虚极羸瘦，腹满不能饮食，食伤，忧伤，饮伤，房室伤，饥伤，劳伤，经络营卫气伤，内有干血，肌肤甲错，两目黯黑。缓中补虚，大黄䗪虫丸主之。

大黄䗪虫丸方

大黄十分（蒸）　黄芩二两　甘草三两　桃仁一升　杏仁一升

芍药四两　干地黄十两　干漆一两　虻虫一升　水蛭百枚　蛴螬一升　䗪虫半升

上十二味，末之，炼蜜和丸小豆大，酒饮服五丸，日三服。

这一章主要讲的是虚证的治疗。那这个方子是讲虚证还是实证？有大黄、黄芩、桃仁、杏仁和虫类的药，应该是实证；用量最大的又是干地黄，还有芍药、甘草，又像是虚证。其实临证的时候常常是虚实夹杂的。因津血虚而导致循环不畅，会产生有形之瘀堵；因有形之瘀堵而致循环不畅，进而导致津血虚，这两种情况都是很常有的。可以说，很多时候很难分辨到底是因虚致实，还是因实致虚。了解了人体的复杂性，就知道临证时取大局的重要性，因为必须找到那个起关键作用的环节，才能效如桴鼓。

那在虚实夹杂的情况下如何取大局呢？我们常说能量第一位，若能量有大的偏差自然是以平衡能量为大局，兼用祛瘀堵药；若能量没有大的偏差，而又局面复杂，以瘀堵作为主方向来治，成功的概率比较大。就像一辆车，如果车轮底下有东西卡住了，你车再好，油加再多也开不动，须得把阻挡物搬走。

来看条文，从证上来看是一派虚象：干瘦、虚弱、皮肤干。可从组方用药来看，却是将祛瘀放在重要位置。从剂量来看，干地黄的量最大，不用生地黄汁，可见不是独重祛瘀，而是兼用滋阴补虚的作用。这个方子当是虚实兼而有之，大局不明确，所以杂而用之。

从临证来讲，更多的情况下还是要大局明确的。我曾经治过一个病人，浑身无力，已经丧失工作能力，别人穿衬衣了，他怕风怕冷到不仅要穿毛衣，还要戴手套系围巾，眼皮抬起无力，这应该已是肌无力前兆，治了很久也治不好，每天吃人参粉也没力气。这个病人来之前，我对身边的学生说，我八成已经知道该怎么治了，到时候先取脉，如果脉象不是阴证，那就确凿无疑了。病人来了取脉，果然不是阴脉，只是弦硬。问证后开出的方子，和我前面说的方向一致。为什么人还没来，就知道该怎么治了？因为他之前已看过各路的大夫，这种情况，滋补扶阳想来已经用过了，健脾补肾的药也应该用过，为什么治不好，因为很多医生还是习惯着在相上，见病人没有力气就以滋补为主，殊不知，瘀阻证用滋补药，犯了实实之忌。也就是说，要化瘀阻的反而去补，越补越瘀阻。这种情况就算要起沉衰生气血，也尽量用炮附子干姜之类阳热药，不能用滋腻药，除非病人的能量偏差是阴虚阳亢，才可以用地黄、枸杞之类所谓的补血滋腻药。现在的医生一说补就是这些滋腻药，很少有用附子干姜的。

　　病人有没有能量，要不要补，是以脉象为准的，脉不虚弱，自感之虚弱就只是假象，学医一定要有理有据，不能只凭感觉。以瘀血证为主的病人，哪怕有一些津血虚，只有以通为补才能把能量补起来。这个病人的证是瘀血证，怎么判断呢？一派虚弱之象，脉象却不弱，能量到哪里去了？只可能是被瘀堵牵制住了，所以辨为实证，再来辨是什么瘀堵。病人看上去干瘦羸弱，肤色也黯黑，这是典型的瘀血证。还兼有心下痞。用了大量香附、木香、延胡索、川芎类去气滞血瘀的药，又加小陷胸汤去痞结，还加了大黄。从经验上来讲，加适量的大黄，祛瘀血的作用会大大加强。在这个病上面，这个药很关键，这是之前的大夫不敢用的。病人久病成医，一开始也不敢服用，怕伤了气血。没想到吃了两剂就迅速改观有了气力，之后断续吃了几个月就痊愈了。

　　很多的虚其实是因实致虚。比如，容易忘事、肌肤甲错、干瘦虚弱、能吃易饿之类的常见的瘀血证，从表象上看都是虚证，若从《伤寒论》的能量法则来思考，有可能是指向里面的实，是里面瘀堵住了，能量被牵制消耗而不能外达所致。

　　大黄䗪虫丸的条文很重要，一定要背下来，因为将瘀血证总结得很好。还讲了瘀血证的致病因："食伤，忧伤，饮伤，房室伤，饥伤，劳伤，经络营卫气伤。"也就是说，一切行为过度了都有可能导致瘀堵。对于今天的人来讲，瘀血证最常见的成因是情志和劳伤。今天的社会前所未有的复杂，可能性大，欲望就多；欲望多，烦恼就多，所以情志过度带来的瘀血证很普遍。从前的劳伤常常是因为强体力劳动，我小时候在农村就经常听到"五劳七伤"这个病名，多指一些久治不愈的疑难病，回头想那些病人的情况，多是劳累所致的瘀血证。今天的劳伤不一样了，多是熬夜，是长时间打游戏追剧，这也是一种劳，神劳比身劳更伤人。还有一种劳伤是自教育而来的，让孩子从六七岁开始就没日没夜地学习，背负巨大的压力，他们的身体还没有发育好，这种伤害尤其大，所以现在的孩子瘀血证也很多。

瘀血在人体里产生的机制是什么？无论是妄动情绪还是劳累，本质上都是一种紧张的能量调动反应。能量调动代谢而成的废弃津血之类的瘀阻物多了，就会累积成各种瘀阻证。人体只要放松，就会在一定程度上打通道路祛除瘀阻，所以中国人的修身养性的法门，如古琴、书法、武术、打坐之类，一定是先教你松，如果不这么教，那就是没教对。学这样的法门是很有必要的，能修复自己的能量，涵养身心。如果没时间去学，日常生活中也可以体证松的功夫。比如在忙的时候，感觉有另外一个"我"在看着自己受累，那个"我"是置身事外的，是在休息的，是如如不动的。如果你有这个觉知了，至少能说明你的深层松下来了，外紧内松了。这样不仅外力伤不到你，假以时日，身心皆会得到修复。

条文里说"内有干血"，什么叫"干血"？就是结久而坚的瘀血。就像厨房里陈年的污渍，抹布是擦不掉的，需要溶解剂。方中这些昆虫都是吸血的，它们在叮咬的时候会释放抗凝血素，让血液不凝固。这种物质能瓦解结硬的瘀血。

大黄这味药用得很妙。一般来讲，只要是中下焦的瘀阻，在不损伤能量的前提下，适量地用点大黄，都会大大增强疗效。

干漆是传统植物大漆结硬的漆渣，有很强的祛瘀杀虫的作用。

第七讲
肺痿肺痈咳嗽上气病脉证并治第七

这一章有一些新名词，比如肺痿、肺痈。这是新的证型吗？不是。虽然从肺这个脏器来立名相，但入手处与肺部是何种性质的病灶没有关系，与今天的病名，比如肺炎、肺结核之类更没有关系，而是从人体的状况来区分这两个类型：缺津液导致的肺痿型（虚）；肺里面有瘀堵的痈脓型（实）。

◎ 问曰：热在上焦者，因咳为肺痿。肺痿之病，何从得之？师曰：或从汗出，或从呕吐，或从消渴，小便利数，或从便难，又被快药下利，重亡津液，故得之。曰：寸口脉数，其人咳，口中反有浊唾涎沫者何？师曰：为肺痿之病。若口中辟辟燥，咳即胸中隐隐痛，脉反滑数，此为肺痈，咳唾脓血。脉数虚者为肺痿，数实者为肺痈。

肺痿怎么得的？是汗出多，小便多，或者呕吐，或者吃了泻药腹泻了，于是人体津液虚了而得的。能量是首要的，此时无论发生何种病，津液虚都是一个重要的病机。如果是肺病的话就是肺痿，也就是以津液虚少为主要病机的肺病。

虚证可以理解为有形物质缺少的证。相对而言，实证是有多余的有形物质的证，比如水饮、瘀血、痈脓。人体内湿气的浓度高了就是水饮，也就是更偏向于液态；水饮的浓度高了是痰，痰是一种黏稠的物质；如果人体局部再有热，这些黏稠物质就会变成腐熟态，这就是痈脓。肺里有痰饮如果再遇热，就容易形成痈脓。

再看条文里的脉象。"脉数虚者为肺痿"，脉虚，这是典型的津血虚少的脉象。津血虚少，又脉数有热，就更容易发生肺痿这样的情况。肺痈的脉是"脉反滑数"，"脉数实者为肺痈"，脉滑数，脉数实，都是实热的脉象。

这里讲肺痿和肺痈，依然是以虚实来立论。但是肺痿的就一定没有痰吗？不一定。肺痿和肺痈单从证上辨别还是有难度的，关键是从脉来看能量状态。《伤寒论》只要涉及大一点的阴阳偏差，一般会比较关注脉象。

"口中辟辟燥"和"胸中隐隐痛"是肺痈的证。口燥而不渴，这种情况是由于里有瘀堵。水饮证的渴而不欲饮（苓桂术甘汤），后面要讲到的瘀血证的唇口干燥（温经汤），还有腹水证的口舌干燥（己椒苈黄汤），都是类似的证，都是由于里有瘀堵，再结合其他证就能辨别是何种瘀堵。

肺　痿

从脉象而论，两种情况比较容易发生肺痿，脉偏虚的情况；还有脉虚数或者细数，也就是阴虚阳亢的情况。相对应的方有甘草干姜汤和麦门冬汤，前者适用于虚寒型肺痿，后者适用于阴虚阳亢型。书中另外还给出了几个方子用于肺痿：《外台》的炙甘草汤、《千金》的甘草汤、生姜甘草汤和桂枝去芍药加皂荚汤，都不脱离这两个方子的理法。

◎肺痿吐涎沫而不咳者，其人不渴，必遗尿，小便数，所以然者，以上虚不能制下故也。此为肺中冷，必眩，多涎唾，甘草干姜汤以温之。若服汤已渴者，属消渴。

甘草干姜汤方

甘草四两（炙）　干姜二两（炮）

上㕮咀，以水三升，煮取一升五合，去滓，分温再服。

甘草干姜汤是治虚寒型肺痿的。"吐涎沫而不咳者，其人不渴"，不渴说明胃里面没有热。"遗尿，小便数"，说明津液在大量地耗散。所谓"上虚不能制下"，可以理解为上焦的能量弱了，津液不能有效地气化利用，所以大量的津液从下焦排了出去。"肺中冷，必眩，多涎唾，甘草干姜汤以温之"，由虚寒造成的眩晕和多涎唾，可行温阳之法，所以用甘草干姜汤这么个简单的方子，能对应上大局就一定有效。

我有一个朋友，平时身体比较虚寒，咳嗽怎么治也治不好，有一天她翻书翻到了甘草干姜汤，于是找了点姜吃，咳嗽就好了。所以咳嗽未必就一定是那些宣肺化痰止咳的套路，找准了人体最大的困局，自然有速效。只有抓住大局，才能全面地扭转人体的局面，只有人体的局面改变了，病失去了存在的环境，才能速退。

治虚热型肺痿的是后面的麦门冬汤。

◎大逆上气，咽喉不利，止逆下气者，麦门冬汤主之。

麦门冬汤方

麦门冬七升　半夏一升　人参三两　甘草二两　粳米三合　大枣十二枚

上六味，以水一斗二升，煮取六升，温服一升，日三夜一服。

这个方子的药物涵盖两个方向：一为补津液，粳米、人参、甘草、大枣、麦门冬。这个方子里麦冬用到七升之多，可见是以滋阴为主方向。二为宣散，用半夏散上面的痰结，麦冬虽为滋阴药，也兼有宣散上焦的功用。

条文里说"大逆上气"，是指气喘、气机虚浮类的证。我有一个朋友，咳嗽久治不愈，她先生是中医，给她吃了不少中药，其余的症状都有改善，唯有咳嗽解决不了，再辨证也没有太明显的证了，只是脉象略有些虚浮而散，最后用了滋阴收敛的药治好了。这种就是类似麦门冬汤的证情，能量上的偏差没有纠正过来，主证自然处理不好。

这里讲到的两个治肺痿的方子，也只是适用于这两种情况而已，有没有需要用到炮附子的肺痿？有没有需要用到大黄的肺痿？有没有用小柴胡汤的肺痿？有没有用白虎汤的肺痿？当然都是有可能的，总之要综合辨证。

肺 痈

关于肺痈，条文里讲得有些分散，可以总结为六个要点：

第一个是胸满隐痛。肺痈是实证。单一个隐痛不一定是有实，典型的实是胸痛彻背，后面会讲到，用薤白、半夏为主药来处理。隐痛加上胸满，这样断为实的准确率就高了。

第二个是胸中甲错。所谓甲错，轻微的可以是皮肤干痒掉皮屑，重的可以是牛皮癣。大黄䗪虫丸方里讲过，肌肤甲错这个证多指向里有瘀血，这个肌肤甲错没有说特定的部位。如果是腹部发生肌肤甲错，肠痈的可能性大；胸中的肌肤甲错呢，那就是肺痈的可能性大；如果是手足的干裂，这也是甲错的类证，包括手脚容易出汗或发红，这是肠道不干净的可能性大。总之都是指向有瘀堵。

第三个是口燥不渴。瘀血也有可能发生口燥不渴，有腹水也有可能发生口燥不渴，总之里面有瘀堵就有可能发生这类情况，因为瘀堵牵制和消耗了能量，上面的津液不够了，就感觉口燥，又不是因为没喝水造成的，所以虽然口燥却不想喝水。多证互参就知道是何种瘀堵造成的，比如在咳嗽的同时有口燥不渴，肺痈的可能性就大。

第四个是咳吐浊脓。这个好理解，已经咳吐浊脓了，肺痈很明显了。这是比较严重的情况。

第五个是振寒脉数。肺痈、肠痈都有这种情况。振寒就是一阵一阵的觉得冷，同时脉又是数的。我见过一个脑胶质瘤的病人，辨证是典型的肠痈，他就是振寒，吃着饭忽然发冷，全身哆嗦，连饭都不能吃了，一会儿又缓过来。这是很严重的情况了，轻微的振寒脉数在生活中很常见，很多人总觉得自己怕冷，可脉象却偏亢，也容易上火，这种情况往往就是里面有瘀堵，能量不能外达所致。这种怕冷常常也是有时间段的，比如上午怕冷，到了睡前发燥热。

第六个是喘不得卧。喘说明肺里有压力需要宣泄。如果平卧时严重，那就说明肺已经有肿胀，因为肺向下的空间大，向两侧有肋骨，空间相对小，如果肺比平时要大，那肯定是平卧时严重。这就指向实证了。

这六个证好比少阳四证，都是两证合为一证来锁定答案，所以准确度是比较高的。

先看一个以喘不得卧为主证的方。

◎肺痈，喘不得卧，葶苈大枣泻肺汤主之。

葶苈大枣泻肺汤方

葶苈（熬令黄色，捣丸）如弹丸大　大枣十二枚

上先以水三升，煮枣取二升，去枣，内葶苈，煮取一升，顿服。

方子很简单，葶苈子和大枣。葶苈子辛而轻，擅长走上焦，既能祛痈脓，也能宣通水道，所以这个方子既治肺痈，也治肺水。葶苈子的寒热倾向不明显，根据具体的情况，可合相应的热药和寒药来建立势能。关于肺水，在第十二讲的饮证里论述得更详尽。

如果说肺痈是以咳吐浊脓为主证，说明里面已经有化脓的倾向了，这就比较严重了，会用到一个以泻为主的方子，就是桔梗白散。

《外台》桔梗白散

治咳而胸满，振寒脉数，咽干不渴，时出浊唾腥臭，久久吐脓如米粥者，为肺痈。

桔梗　贝母各三分　巴豆一分（去皮熬，研如脂）

上三味，为散，强人饮服半钱匕，羸者减之。病在膈上者吐脓血，膈下者泻出，若下多不止，饮冷水一杯则定。

《伤寒论》的用药方向很明确，一般只取药物最擅长的部分，所以用到桔梗就是排脓，并不涉及现在说的宣肺化痰。所谓药食同源，桔梗是东北人的凉菜；鱼腥草是贵州人的凉菜；败酱草又叫苦菜，是福建人的凉菜；还有

我们吃的零食冬瓜子，以及煮粥的薏米，这五样都是祛痈脓的药物。大家可以把这些药物煎成水对比着尝一下，看有什么共同的性味，就会对祛痈脓的药有一个共性的认识。涉及感官的东西很难用文字描述，所以让大家去亲尝亲试，尝过便知，以后碰到类似的性味就知道有同样的药性。

贝母这味药是散结的，也能排脓。贝母和桔梗都偏温和。这个方子里面还有一味很特殊的药，巴豆，这个药不能随便用，很峻猛，是温热性的泻药。旧小说里往马厩里面撒一把巴豆，马都被放翻了。现在一般是用巴豆霜，就是将巴豆里面油脂类的东西去掉，药性能缓和一些。

有人会问，经方的原则不是说病在上从上解，病在下从下解吗？这个桔梗白散里面有泻药，上病从下解，是不是违背原则？原则没有错。看这个原则后面的原理是什么？是顺应人体的自然势能。若堵得太严重了，病情又紧急，可不可以上下同时开路？在能量允许的前提下是可以的。

此处或援引脏腑理论来解释，说肺和大肠相表里，所以肺病从大肠治。这种说法作为一个理论是没有问题的，但人体的循环方式何止脏腑关系这一种，各种学说数不胜数，比如经络、三焦、左升右降、五运六气等，拿到人体上也颇能印证。但是，人体是全息的，不是任何一个定法能完全概括的，所以仲景没有提出"六经辨证"这个名相，也没有提出"半表半里"这个名相，就是怕人又陷入定论。他所授的是一套能量和排病层面的觉知法门，借助有限的名相是为了让你更能看清真实的人体能量走势，而非将人体强行套到你的理论框框里面来。经络、脏腑、三焦、五运六气云云可不可以参？可以。作为一个现象来参是可以的，但也只是认识人体的一个角度，不能认为某个理论就可以涵盖一切，最终还是要真实的觉知人体，而非用某理论认知人体，此所谓"一切定法皆非正法"，亦所谓"道法自然"。

同时用汗法和下法是犯禁忌的，如果只是同时使用走表和走里的药，或同时使用走上和走下的药，不致汗和致泻，不算犯禁忌。这里用了巴豆来泻，虽然同时用了往上的宣散药，却没有使用发汗药，亦不算犯禁忌。

有时候喝了承气汤，大便一通，往往同时汗也通了，人立刻轻松了，病退身安。这是汗和下同时发生了，但这是人体自己选择的，不算犯禁忌；如果是同时用发汗药和泻药造成的，算是犯禁忌，有可能病反不解。

大医至简——刘希彦解读金匮要略

【历代名家医案范例】

丙戌冬十一月，耶律文正王从太祖下灵武，诸将争掠子女玉帛，王独取书籍数部，大黄两驼而已。既而军中病疫，惟大黄可愈，所活几万人。

（陶宗仪《南村辍耕录》卷二《大黄愈疾》）

按：元末明初陶宗仪的《南村辍耕录》中有一则与大黄有关的史料记载，耶律楚材随成吉思汗攻克灵武，诸将领均争掠玉帛女子，而他独取书籍数部，大黄两驮。后军中爆发疫病，耶律楚材用大黄煎汤治病，饮服后所活军士数万人。这是用大黄治疗伤寒时疫，即传染性疾病的确凿验案。

咳吐浊脓的证若轻微，可以不使用巴豆，用桔梗汤方，就是只有桔梗、甘草两味药。

◎咳而胸满，振寒脉数，咽干不渴，时出浊唾腥臭，久久吐脓如米粥者，为肺痈，桔梗汤主之。

桔梗汤方

亦治血痹。

桔梗一两　甘草二两

上二味，以水三升，煮取一升，分温再服，则吐脓血也。

《千金》苇茎汤

治咳有微热，烦满，胸中甲错，是为肺痈。

苇茎二升　薏苡仁半升　桃仁五十枚　瓜瓣半升

上四味，以水一斗，先煮苇茎得五升，去滓，内诸药，煮取二升，服一升，再服，当吐如脓。

如果是以心烦胸满和胸中甲错为主证，可选择千金苇茎汤。

苇茎我们现在通常用芦根。芦根质轻，是中空的水生植物，微具黏质而宣散，能去痈脓，也能清热去烦。薏苡仁就是薏米，瓜瓣现在我们一般都用冬瓜子，这两个药也是排痈脓的。桃仁能祛痈脓也能祛瘀血。这个方子治稍微偏热一点，以烦满甲错为主证的肺痈很好用。如果再加上桔梗和贝母也可以，如果更热可再加生石膏，如果是实热证，可加大黄。如果是寒呢？寒的话一般来讲很少会变成痈脓，而是痰。有时候整体阴寒，局部有热为痈脓，也可以将这个方子和扶阳药一起使用。

【历代名家医案范例】

一妻，乞诊，其消渴，数日不愈。一医以为胃热，屡下之，消渴止，舌上赤烂，至于齿龈亦糜烂，不能饮食，脉虚数，浊吐有腥臭。余以为肺痿之证，用炙甘草汤加桔梗，病渐愈。 （《橘窗书影》）

按：这个医案的局面比较复杂。齿龈糜烂，吐浊而有腥臭，像实热证，类似于肺痈的咳吐浊脓。实热证是不能用滋腻药的，可是脉虚数，能量上是偏阴虚阳亢。能量是第一位的，医家该是根据脉象断的阴虚阳亢，此为肺痿，以炙甘草汤为主方，就是以滋阴建中为主了。又加了一味去痈脓的桔梗，毕竟有局部热且化脓的倾向。只用一味桔梗，显然是为辅的。

这个医案是津液虚少的肺痿和肺痈实证同时有的情况，肺痈产生的主要因素是瘀堵和局部的热化，这跟津液虚少是不矛盾的。从这个医案可以看到抓大局的重要性，能量上的阴虚阳亢是比较确定的，不仅有脉象的证据，而且之前服了大量泻药，汗后与下后在《伤寒论》里亦是津液虚少的重要的指征；而肺痈的证据只是疑似，并不典型，亦不是大局。医家在这里将肺痿作为大局来处理，兼治肺痈，从后面的效果来看，显然是准确的。

如果是顽结之痰，可以用薤白、细辛、半夏，这是经方药，另外白芥子、海浮石也很好用。如果是清稀的痰，那就是下面这个方子。

◎咳而上气，喉中水鸡声，射干麻黄汤主之。

射干麻黄汤方

射干十三枚　麻黄四两　生姜四两　细辛三两　紫菀三两　款冬花三两　五味子半升　大枣七枚　半夏大者八枚（洗）

上九味，以水一斗二升，先煮麻黄两沸，去上沫，内诸药，煮取三升，分温三服。

射干麻黄汤的主证是"喉中水鸡声"。有说水鸡就是青蛙，还有一种说法是一种水鸟，这两种声音都是宽而破，好像嗓子里面有黏液一般，应该是那种清稀的痰，痰的量应该不少了。

在这个方子里，麻黄、细辛宣通孔窍；细辛辛热而燥，也能化痰；半夏降水逆而散结，自然也能化痰。射干、紫菀、款冬花三味药都是辛而散的，且性味轻燥，轻则上行，煎出来的水都很清稀。药物和人体的关系是同声相应，同气相求的关系，同是宣散的药物，清稀的宣散清稀的，黏厚的宣散黏厚的。如果检测成分，这三味药的成分肯定不一样，为什么会有类似的效果？因为经方用药是取药的性味所产生的势能，而非成分。又如滋阴药，麦冬、阿胶、地黄的成分肯定不一样，但辨证对了，任意选用一样都能有效。

生姜和大枣是建中增加能量的，生姜的辛热对寒痰也有作用。五味子的性味虽驳杂，但还是以酸收为主。有咳嗽这个证，经方里常用到这味药。相对于山茱萸，五味子的酸更苦烈而趋下，滋养的作用相对轻一些，所以可不避实证。对于气机虚浮于上的病人，酸苦的药能以收敛的方式利小便，也就是将浮腾之阳气敛化为水而下行，也就能间接起到消痰的作用。咳嗽是一种呼吸道排邪的反应，咳嗽不止，有可能是这个排邪反应的能量不够，收敛的药还能蓄积能量，如同射箭要先往回拉，这样力量就会增大，就能更有排邪之力。我们在讲桂枝汤里的白芍的时候，也讲到过这种原理，此为一以贯之之法。

经方里针对咳嗽这个证，半夏、细辛、麻黄、五味子是常用的，这个方子的特色是射干、紫菀、款冬花这三味药，主化清稀之痰涎。如果感觉喉咙里黏着些东西，咽也咽不下去，吐也吐不出来，这种情况说明痰是不多的，感觉上是痰，其实是气结引起的，是痰和气的互结，俗称"梅核气"，可用半夏厚朴汤。此为后文所出之方，这里可以先讲一下。

◎妇人咽中如有炙脔，半夏厚朴汤主之。

半夏厚朴汤方

半夏一升　厚朴三两　茯苓四两　生姜五两　干苏叶二两

上五味，以水七升，煮取四升，分温四服，日三夜一服。

其实男性也会得这个病，为什么这里说是妇人？因为妇人容易生气，尤其是生闷气，就容易出现这个情况。此方名半夏厚朴汤，因为半夏化痰结，厚朴散气结，同为主药。茯苓利水化湿，生姜温阳建中。苏叶就是紫苏叶，香而轻升，小时候家里烧鱼，屋前屋后揪几片紫苏叶子放进去，能去鱼的腥味。能去腥膻自然也能化痰浊。

【历代名家医案范例】

一周来咳嗽，吐白痰，咽痒胸闷，口干不欲饮，两肋胀，已服汤药数剂而不效，苔白厚腻，脉滑细。予半夏厚朴汤加减：半夏四钱，厚朴三钱，茯苓四钱，苏子三钱，橘皮五钱，杏仁三钱，桔梗三钱，生姜三钱。

上药服二剂，咳即止。

（胡希恕）

按：胡老运用经方，方证对应之严谨，法度之干净，在同时代的医家中很突出。我们来研究一下这个病案。口干不欲饮是水饮证，胸闷肋胀类似少阳证的胸满肋痛。很多初学者容易将此案定少阳，以柴胡汤为主方。这就有一个问题，咳嗽会不会胸闷肋胀，当然会，所以在没有其他少阳证佐证的前提下，不能认为少阳证很明确。主证是咳嗽、白痰、咽痒。主证一般来讲是严重的或者特殊的证。有痰有饮的咳嗽，脉象细是津液虚（不到阴证，因为还有滑象，说明血尚充实，阳气尚有），这种情况可以初步锁定小青龙汤和半夏厚朴汤这个范围。再来细辨，小青龙里有麻黄桂枝，这里表证不明显，所以还是选用半夏厚朴汤。

这个方子同时对水饮也有用。胡老加了橘皮和杏仁，这是开气滞的，胸闷肋胀可由气滞引起，亦可说是肺气不宣。又加了桔梗，这是用来化痰的，痰和痈脓本就是近似性状的瘀堵，所以后世常以桔梗做化痰之用。

半夏厚朴汤是个杂治的方子，如果说是真正的气滞型咳嗽，可用厚朴麻黄汤。

如果是黏痰胶痰结于上，那就用皂荚丸方。

◎咳逆上气，时时吐浊，但坐不得眠，皂荚丸主之。

皂荚丸方

皂荚八两（刮去皮，用酥炙）

上一味，末之，蜜丸梧子大，以枣膏和汤服三丸，日三夜一服。

"吐浊"是咳或吐一些痰浊类的东西；"但坐不得眠"是不能睡，坐着还能稍微睡一下。这说明痰瘀在上焦。上焦的痰，桔梗、白芥子、薤白也是常用药，还有一味药就是皂荚，其力峻烈，荡涤的作用更强。

关于皂荚这味药，可以和甘遂、葶苈子、瓜蒂这几味药来类比一下。这几味药都擅长治中上焦。方书上经常讲"膈上"如何如何，说明病在上从上解的原则可以认为是以横膈膜为界。在此之上的病邪往下排是不容易的，也不符合人体的自然运行。

在上部如果是顽结之痰用皂荚，典型证就是此条所说的。

如果是水饮之痞，或是水热之结，也就是聚而成形的，严重的要用甘遂，此药为峻下之泻药，其势能于上下之水结都能去，轻用即能伤人，不可轻易用，必须病人能量充足，用量一般只在一到三克的范围，但碰到对证的，也非此药不能有速效。其典型证是中上焦有痛，尤以痛有牵连心牵连肋之类的放射感为典型。胸水腹水也有用到甘遂的可能。甘遂的作用虽不限于中上焦，但以中上焦为擅长。

如果是肺痈和肺水之胀用葶苈子。胀，而非结痛感，说明所聚不坚，这时候葶苈子是比较对证的。葶苈子的擅长也是中上焦。

病从上解常用吐法。这个吐法不是个新奇的方法，而是人体经常选择的排病方法，呕吐本来就是生病的常见证。瓜蒂作为一味常用的吐剂，前面痉病章已讲过中暑以此药催吐，后面腹满章又讲宿食在上脘用瓜蒂散催吐。当然不限于宿食，就像大黄芒硝也不限于下宿食一样。此药如今少有人用，不单单是一个不重视吐法的问题，而是时下对排病渠道这个极重要的概念已不重视的问题。

瓜蒂催吐力量大，证情轻微的没必要用。人体用呕吐的方式往上排病又很常见，常见情况下，有没有别的力缓的药？关于呕这个证《伤寒论》里讲过很多，最常用的是半夏、生姜，这是以胃弱胃寒之逆为主证的。结合前文来讲，如果是痰饮痈脓，细辛和桔梗可以选用。这两味药入汤剂，若剂量稍多，或单味煎服，就可以体会到往上顶且有想呕吐的感觉，可见也具催吐作用。桔梗是以痈脓和痰为主治，其性平，寒热不禁；细辛性热，是以寒痰和水饮为主治。严格意义上所有具往上势能的药都有助于人体往上排病，所涉及的病机若不限于痰饮痈脓，则有更多药可以选用，如吴茱萸、花椒、陈皮、丁香、白芷、藿香、佩兰之类。

◎治肺痿吐涎沫

《千金》桂枝去芍药加皂荚汤方

桂枝三两　生姜三两　甘草二两　大枣十枚　皂荚一枚（去皮、子，炙焦）

上五味，以水七升，微微火煮取三升，分温三服。

这里说是肺痿，说明津液虚；又说吐涎沫，从用皂荚看，这是顽痰。从肺上来看，这是虚和实都有；从整体来看，当有太阳表证，所以用桂枝汤。有痰实，去了芍药，因芍药是收敛津液的，不利祛痰，此处行的是用药的大方向规避原则。此条虽简，理法周全。

【历代名家医案范例】

余尝自病痰饮，喘咳，吐浊，痛连胸胁，以皂荚大者四枚炙末，盛碗中，调赤砂糖，间日一服。连服四次，下利日二三度，痰涎与粪俱下，有时竟全是痰液。病愈后，体亦大亏。于是知皂荚之攻消甚猛，全赖枣膏调剂也。夫甘遂之破水饮，葶苈之泻痈胀，与皂荚之消胶痰，可称鼎足而三。惟近人不察，恒视若鸩毒，弃良药而不用，伊谁之过欤？

（又）郑左，住方浜路口，年八十二岁。湿痰之体，咳嗽，四肢浮肿，病情属溢饮，原当发汗利小便。但以浊痰阻于胸膈，咳而上气，但坐不眠，痰甚浓厚。病急则治其标，法当先用皂荚丸以下胸膈之痰，俾大小便畅行，得以安睡，方是转机。今按两脉结代，结代之脉仲景原以为难治。药有小效，方议正治。

土皂荚去黑皮，去子，去弦，酥炙研细，蜜丸如桐子大，每服三丸，日三服，以黑枣二十枚浓煎去渣送丸。病家将此方询诸他医，医以剂峻，劝勿服。其后究竟如何，不可得而知矣。除痰之药有碱性者为长，故咯痰不出者，用桔梗甘草汤，无不克日取效，以桔梗含有碱性故也。痰黏胸膈而不出，则用有碱性之桔梗以出之，所谓在高者引而越之也。胶痰在中脘，则用有碱性之皂荚以下之，所谓在下者引而竭之也。凡用药有彻上彻下之异，可因此而观其通矣。

（又）《金匮要略》云：咳逆上气，时时吐浊，但坐，不得眠，皂荚丸主之。按射干麻黄汤证但云咳而上气，是不咳之时，其气未必上冲也。若夫本证之咳逆上气，则喘息而不可止矣。病者必背拥叠被六七层，始能垂头稍稍得睡。倘叠被较少，则终夜呛咳，所吐之痰黄浊胶黏。

此证余于宣统二年，侍先姑邢太夫人病亲见之。先姑平时喜进厚味，又有烟癖，厚味被火气熏灼，因变浊痰，气吸于上，大小便不通。余不得已，自制皂荚丸进之。长女昭华煎枣膏汤，如法昼夜四服。以其不易下咽也，改丸如绿豆大，每服九丸。凡四服，浃晨而大小便通，可以去被安睡矣。后一年，闻吾乡城北朱姓老妇，以此证坐一月而死，可惜也！

（曹颖甫）

◎咳而脉浮者，厚朴麻黄汤主之。

厚朴麻黄汤方

厚朴五两　麻黄四两　石膏如鸡子大　杏仁半升　半夏半升

干姜二两　细辛二两　小麦一升　五味子半升

上九味，以水一斗二升，先煮小麦熟，去滓，内诸药，煮取三升，温服一升，日三服。

这个方子的特点是厚朴、杏仁、小麦的组合。厚朴和杏仁是宣散气的，小麦是生发之气非常足的升浮药，擅长开情志上的郁结。

麻黄、细辛、半夏、干姜、五味子，这是咳喘方里很常见的组合。其效用不必赘言，都是具有上下宣通之力的药。生石膏除了清热之外，还有凉降化水之用。咳是上逆，脉还呈浮象，用药又是宣散上行居多，所以用生石膏凝水下行，再合五味子更加大了下行利水之力。经方治咳是能量思维的，先宣之于外，再引而下行，津液之循环一通，自然咳喘平息。

我们在临证的时候，常有驳杂态的咳嗽，有痰，有肺气不宣，甚至还有点痈脓，想定一个大局很困难。这时候就可以考虑用半夏厚朴汤做主方，因为这个方子驳杂。在寒热的适应性上这个方子还是以偏寒为主的，因为这里面有干姜。如果是偏热的咳嗽，有一个《温病条辨》里的桑菊饮（桑叶、菊花、桔梗、连翘、杏仁、芦根、薄荷、生甘草）可以选用，这个方子也很驳杂，宣散气机有桑叶、菊花、杏仁、薄荷；化痰祛痈脓有桔梗、连翘、芦根。这里面的药物大多偏寒凉，与半夏厚朴汤一寒一热，临证可以根据具体情况化裁使用。如果偏阴寒证，半夏厚朴汤里可以再加干姜、炮附子；如果偏阳热证，桑菊饮里可以加生石膏、大黄；如果是实证，看是何种实，相应祛宿食、痰饮、气滞、瘀血的药都可以加进去。

◎师曰：病有奔豚，有吐脓，有惊怖，有火邪，此四部病，皆从惊发得之。

师曰：奔豚病，从少腹起，上冲咽喉，发作欲死，复还止，皆从惊恐得之。

奔豚气这个名词大家可能有点陌生，这个证还是比较常见的，就是感觉腹部有气往上冲。学《伤寒论》的到了一定程度疗效上不去了，一个重要的原因就是问证不全面，通常只问几个自认为比较重要的证，然后就开方了。全面问证是比较费时间的，从排病渠道到寒热瘀堵全面问下来常规至少有二三十个问题，但这是保证治愈率的前提。人体错综复杂，每一个病人的病因病机都不尽相同，不是那么容易就能研究明白的，几分钟就能看完病的是以经验为主的大夫。

作为一个经方大夫，如果发现自己最近一直在频繁的使用某几个方子，那就要自省了，是否已经陷入了思维的主观和惯性，这时就有可能疗效停滞不前，甚至退步。

条文中说奔豚气是"从少腹起，上冲咽喉"，严重的时候"发作欲死"，"复还止"，一会儿又停了。条文中说"皆从惊恐得之"，能引起奔豚的原因不止这一种，这只能说是比较常见的。为什么惊恐会得这个病？因为惊恐会引起能量的下陷，所以《黄帝内经》里有恐伤肾这样的说法，吓得尿裤子也是这个意思。学任何法门不要习惯性地抓表面上的相，要学会思考后面那个理，所谓甜入脾、酸入肝、恐伤肾、恼伤肺，不是机械的对应关系，而是一种势能反应。经书上立这个名相本是为了让人能形象地认知到这种势能反应，可后世的读书人往往着在相上。

我治过一个肺癌病人，平时头都是昂着的，目测就能看到气顶在胸口。再问，性格上最大的缺点就是看不惯，看到谁有毛病他都往心里装，心里总气恼。可以觉知一下，气恼的时候气一定是顶在胸口的，久而久之就成了肺癌。

在惊恐的时候，能量会急剧的往下沉。下沉之后，气血还是要回到本位的，如果此时能量已经受损，回来就会发生困难，甚至结在某个地方，所以就一下一下地往上冲，像车爬坡爬不上去的时候一样，这就是奔豚气的原理。奔豚气的正治方桂枝加桂汤就是根据这个原理组方的。

◎发汗后，烧针令其汗，针处被寒，核起而赤者，必发奔豚，气从小腹上至心，灸其核上各一壮，与桂枝加桂汤主之。

桂枝加桂汤方

桂枝五两　芍药三两　甘草二两（炙）　生姜三两　大枣十二枚

上五味，以水七升，微火煮取三升，去滓，温服一升。

桂枝汤的方义是先补津液，然后再加强向表的势能。能量的运行欲往外必先往上，这个方子将桂枝加量，更加大了往上的力量，这样车爬坡就爬过去了。

◎奔豚，气上冲胸，腹痛，往来寒热，奔豚汤主之。

奔豚汤方

甘草　芎䓖　当归各二两　半夏四两　黄芩二两　生葛五两

芍药二两　生姜四两　甘李根白皮一升

上九味，以水二斗，煮取五升，温服一升，日三夜一服。

这个奔豚汤，实际上可以类象为柴胡汤和桂枝汤合方的格局。甘李根白皮这味药和柴胡的作用类似。一个方子里有类似柴胡的药，有黄芩和半夏，再加上生姜甘草建中，这就是柴胡汤的格局了。川芎和当归是加大血液运行的，也能将向外的大循环带动起来，加上建中药就有了桂枝汤的格局。这里用柴胡汤，是因为有往来寒热。所以哪怕是奔豚，还是要回到六经辨证，有往来寒热就要按少阳论治。少阳太阳跟奔豚有关系吗？能量上行会卡在哪个层面可不一定，所以岂止跟这两个层面有关系。纵观《伤寒杂病论》会发现，没有某病的专用方，一切方治一切病，就看人体的势能反应是什么。

◎发汗后，脐下悸者，欲作奔豚，茯苓桂枝甘草大枣汤主之。

茯苓桂枝甘草大枣汤方

茯苓半斤　甘草二两（炙）　大枣十五枚　桂枝四两

上四味，以甘澜水一斗，先煮茯苓，减二升，内诸药，煮取三升，去滓，温服一升，日三服。甘澜水法：取水二斗，置大盆内，以杓扬之，水上有珠子五六千颗相逐，取用之。

悸动点在脐下，上冲的势能还没有完全形成，所以说是"欲作奔豚"。为什么不用桂枝汤？古人对药物的理解很重视药物的势能作用于人体的层面。这个层面不是经络脏腑，拿一个橘子放到太阳下晒，表皮晒热了，里面没热；放到微波炉里面就是里面先热，这就是能量的层面反应，它首先不是机械地沿着橘子的经脉变热，也不会按五行的逻辑哪里先热哪里后热。比如白芷的能量主要停留在头面部，白术主要扩张中焦；海浮石、白英主要扩张胸部；赤石脂、紫石英重镇下行于腹部；香附、木香能加强深层气机的运行；桂枝能让体表迅速地温热起来。这都是能通过感官体证到的。

这里茯苓用了半斤，剂量很大。所谓茯苓利水，这是个名相。又说茯苓安神；四逆证若见烦躁，加茯苓成茯苓四逆汤，这些情况都跟水饮没有关系。说明茯苓只是一味具有下行势能的药物。因为悸动点是在下部了，所以加了一个下行势能，也就是将能量引向下面。也可以这么理解，偏清稀的多蓄积于上，偏稠厚的多蓄积于下，所以这里用了茯苓。

【历代名家医案范例】

一男子年三十，奔豚日发一次或二次，甚者牙关禁急人事不省，百治无功。先生诊之，脐下悸，按之痛，服茯苓桂枝甘草大枣加大黄汤，兼反胃丸二十丸每日一次，旬余瘥。 （《生生堂治验》）

按：腹中有按痛，说明里有实，所以加了大黄。这是一个苓桂甘枣汤的变化方，随证化裁得合理自然能取效。

◎师曰：夫脉当取太过不及，阳微阴弦，即胸痹而痛，所以然者，责其极虚也。今阳虚知在上焦，所以胸痹心痛者，以其阴弦故也。

平人无寒热，短气不足以息者，实也。

这一章讲胸中的痹痛，主证是胸背痛和短气。上焦堵了，多为痰饮或痈脓；下焦堵了，多为宿食和瘀血；水饮则上下都很常见，因为水的流动性强。痰饮相对宿食瘀血，黏稠度较低，轻的东西自然是往上，重的东西往下，就像一杯水，重浊的会沉下去，清稀的浮上来，这是自然规律，人体亦不例外。上部有没有瘀血，也会有，比如外伤造成的瘀血，或内出血（如脑出血）造成的瘀血，但这不是普遍情况。

条文中先讲的是脉。说是要注意太过和不及的脉。这个很有道理，辨证是要在整个人体的现象当中找大局，如果脉的偏差不大，那造成疾病的根本原因就有可能在别的地方。"阳微阴弦"，一般情况都是取寸口脉，那就是寸为阳，尺为阴；或浮取为阳，沉取为阴。寸脉微弱说明阳气上不去，尺脉弦说明能量呈瘀阻的状态，这里说胸痹心痛会有这样的脉象。这是一定的吗？当然不是，至多算是多见这种脉象。

如果反过来，尺脉很微弱会发生什么情况？如果是妇女的话，子宫肌瘤和不孕不育的可能性就很大，因为下面的能量弱，运行不通畅。

又说，一个人如果身体还正常，也没有寒热证，就是短气，感觉气不够用，这也是实证。这个实就一定在上面吗？不一定。有的病人坐在那能看见微微的喘气，呼吸浅而短促，好像气不够用，可能是大肠瘀堵住了，平时吃多了动少了，气机堵住了就上不来了。尤其是高血压心脏病的病人，这种情况很多见。所以胸闷就治胸，就开气滞，这种思维不可取，还是要回到人体的整体里面来辨证。

此条以单一脉证论病，可参，但不足以为定凭。

◎胸痹之病，喘息咳唾，胸背痛，短气，寸口脉沉而迟，关上小紧数，栝楼薤白白酒汤主之。

栝楼薤白白酒汤方

栝楼实一枚（捣）　薤白半升　白酒七升

上三味，同煮，取二升，分温再服。

胸背有固定的痛点，说明痰结在一个地方，而且结得比较坚牢，属于顽痰。寸脉沉迟，关脉紧数，简而言之就是寸脉偏消极，关脉偏亢。上焦堵住了，中焦的能量欲上不能上，关脉就呈现出亢燥。用栝楼薤白白酒汤来治。

栝楼实是栝楼的果实（其根为天花粉），其味淡苦，其气开破，能消痰亦能开胸，因其味寡淡而不稠厚，主要作用于中上焦。

薤白的味道类似于蒜。我们可以比较一下，吃辣椒是哪里辣？首先是嘴，迅速脸红出汗，消退也快；生姜吃了身上也热，但后劲主要是胃热了起来；蒜吃多了，一开始不觉得，过一会儿在胸口这个地方火辣辣的，所谓蒜辣心。可以这么理解，辣椒主要是走表，蒜主要是在上焦，姜主要是在中焦。

栝楼实的苦破加上薤白的辛温，同时作用于上焦之顽痰。酒为百药之长，调能量最快，喝下去马上就会头晕亢奋，气血往上涌。这里用酒是将全身的能量激发起来，将上焦的痹阻打通。酒是一味力量很大的药，尤其擅长在短时间调动全身的能量，比如瘀血顽症用酒煮丸药，取效很快。

◎胸痹不得卧，心痛彻背者，栝楼薤白半夏汤主之。

栝楼薤白半夏汤方

栝楼实一枚（捣）　薤白三两　半夏半斤　白酒一斗

上四味，同煮，取四升，温服一升，日三服。

这里的胸痹更严重，不能躺卧，且痛彻后背，于是加了一味半夏，增加了散痰结的力量。

◎胸痹心中痞，留气结在胸，胸满，胁下逆抢心，枳实薤白桂枝汤主之。人参汤亦主之。

枳实薤白桂枝汤方

枳实四枚　厚朴四两　薤白半斤　桂枝一两　栝楼实一枚（捣）

上五味，以水五升，先煮枳实、厚朴，取二升，去滓，内诸药，煮数沸，分温三服。

人参汤方

人参　甘草　干姜　白术各三两

上四味，以水八升，煮取三升，温服一升，日三服。

此方证是典型的驳杂态。有痰结，也有气结，还有气冲。组方上有治胸痹的薤白、栝楼实，还有开气滞的枳实、厚朴。没有用白酒，应该是因为这里的痹阻没有那么严重，痞和痛相比，痞要轻一点。用桂枝应该是因为有"胁下逆抢心"，这是一个类似于气上冲的证。

虽然驳杂，还是有主次的，从剂量上来看是以气滞和痰结的药物为主。条文中说人参汤亦主之，药证不符，此处存疑。

◎胸痹，胸中气塞，短气，茯苓杏仁甘草汤主之；橘枳姜汤亦主之。

茯苓杏仁甘草汤方

茯苓三两　杏仁五十个　甘草一两

上三味，以水一斗，煮取五升，温服一升，日三服。不差，更服。

橘枳姜汤方

橘皮一斤　枳实三两　生姜半斤

上三味，以水五升，煮取二升，分温再服。

如果没有胸背痛，也没有心中痞，只是觉得胸这个区域气塞和短气，说明这个瘀堵更偏气态而非固态。人体里面有绝对气态和固态的瘀堵吗？当然不可能，只是偏向性而已。这两个方子里用到的杏仁、橘皮、枳实都是开气滞的。

◎胸痹缓急者，薏苡附子散主之。

薏苡附子散方

薏苡仁十五两　大附子十枚（炮）

上二味，杵为散，服方寸匕，日三服。

从组方来看，这个方子是治痈脓的，因为薏苡仁的主要作用是排脓。后面还会讲到一个祛肠痈的方子，药物的组合就是在这个方子的基础上再加上一味祛痈脓的败酱草。如何知道是痈脓呢？因为这个胸痹是"缓急"的，可以理解为是动态的，动态的一般来讲偏向于脓液水液。《伤寒杂病论》是一个体证的医学，痹只是一种笼统的感觉，根据细微感知的不同，而区分出不同性质的瘀堵。这里用炮附子，说明偏阴证，如果偏阳证可以用千金苇茎汤。

◎心中痞，诸逆，心悬痛，桂枝生姜枳实汤主之。

桂枝生姜枳实汤方

桂枝三两　生姜三两　枳实五枚

上三味，以水六升，煮取三升，分温三服。

痞、逆、痛都有，也可以理解为从证上来看很含糊，所谓"诸逆"，说法上就似是而非，不明确。用药很简单，枳实破气去痞；桂枝加大向上的势能，也能行血化瘀；生姜温阳建中生津液。这个方子的特点就是都能管一点，据胡希恕先生说，这三味药组合治心绞痛很好用，可参。

◎**心痛彻背，背痛彻心，乌头赤石脂丸主之。**

乌头赤石脂丸方

蜀椒一两　乌头一分（炮）　附子半两（炮）　干姜一两　赤石脂一两

上五味，末之，蜜丸如桐子大，先食服一丸，日三服。不知，稍加服。

有炮附子、乌头、干姜，这个方子所治当以阴证为主。蜀椒就是花椒，麻而窜散，化痹阻的力量强；赤石脂是重镇下行的，金石类药物多有开破力量。如果是取其开破的作用，代赭石的力量更专。

【历代名家医案范例】

余与从兄念农，当光绪末年同在李家教授，距离半里许。其室朱满妹，时年三十，一日肩舆至馆，云患气痛已数年，医治益剧。时值冬月，怯风异常人。询知胸及背胁牵痛，头重不举，手足酸软不温，面色黧黯，舌苔湿滑而厚，时时欲呕，脉沉迟而弦紧。予瓜蒌薤白半夏汤不应，进人参汤亦不应。乃用乌头赤石脂丸并入蜜作汤冷服，痛稍减，即嘱其相机递加分量，连服不断，以疾愈为度。

后两月为夏历新正，余时家居，复肩舆抵念兄家就诊，云乌头、附子已增至每剂二两，服药时毫无痛苦；但停药三四日或五六日，疾又作，根未拔，故再请方。余为改用生乌头二个，计重二两，入前汤内，以清水七大碗，煎至四大碗，候冷，分七次或八次，渐次增加进服。

奈从妹以病苦贪速效，又以曾服附子近十斤，有益无害，心信坚，胆亦壮，遂取进三分之一，约至二句钟，不见变异，续进三分之一。时天已晚，乡人傩，尽室观灯，独从妹在室，忽面如火烘，手足顽痹，口中麻，知药力发作，强忍之，不令人知，拥被而卧，约一句钟，身渐渐汗出。迨观灯者返，则笑语曰：吾病今其瘳矣。

次日促诊，告以先夕各情，并述今早诸病如失，后当不复作矣，请疏善后方。为疏理中汤加附子，并令以温补美膳调养而痊。后念兄以症奇方奇，询余曰：阅历多矣，从未见此等方并大剂者，岂他医皆不知耶？抑知之而不敢用耶？余曰：唐宋以来医家，多以模棱两可之方试病，又或创为古方不可今用之说，故《内经》之理，仲景之方，几成绝学，间有一二卓荦者，恒倡而无和，道阨不行，亦如孔孟身当周末，终于穷老以死也。医者治病，必先炼识，一识真病，一识真方。仲师之方即真方也，识既真则胆自壮，一遇大病，特患病家不坚信耳。信苟坚，除不治症外，未有不愈者。念兄唯唯称善，并勉将来。念兄生平孝友好施与，长余八岁，共笔砚最久，常师事之。死之日，乡人谥之文惠，曾嘱余叙为谥议。今录此案，何禁池塘春草之感也！

（曹颖甫）

附方　九痛丸

九痛丸

　　附子三两（炮）　生狼牙一两（炙香）　巴豆一两（去皮心，熬，研如脂）　人参　干姜　吴茱萸各一两

　　上六味，末之，炼蜜丸如桐子大，酒下，强人初服三丸，日三服；弱者二丸。兼治卒中恶，腹胀痛，口不能言；又治连年积冷，

大医至简——刘希彦解读金匮要略

流注心胸痛，并冷肿上气，落马、坠车、血疾等，皆主之。忌口如
常法。

此条无证，说治九种心痛，是哪九种也没讲。从方子上来看，有炮附子、
干姜、人参温阳建中，主药是巴豆、吴茱萸这种开泻作用极强的药，虽力雄
而峻，总的来讲不脱前方的理法。狼牙前注一个"生"字，后面又备注要
"炙香"，当为狼牙草，有散结消肿的作用。

有朋友是医生，其母心脏有问题，久治不愈，带到我这里来问诊。证见：
脉弦，三部不匀；胸痛彻背，肋下压痛，又怕冷又怕热，口苦，胃胀，稍一
干活便喘而乏力，腹部紧胀，大便一二日一行，汗多，喝水少，心情不好，
身上痒。

虽然寸关尺的强弱浮沉不一，只要六部脉算平均分就好，就像评估总资
产，这样就能较准确地评估整体的阴阳。脉总体来讲阴阳偏差不大，主要是
弦象。口苦、肋痛、冷热不和，为半表半里证。表证和里证也都有。三阳合
病治取少阳。胸痛是最明显的证，为痰结；肋痛与胃胀合参为气滞；身上痒
与情绪问题合参为瘀血。从证上来看，杂见多种瘀堵，病人的面色蜡黄晦暗，
眼睛浑浊红丝密布，行动僵紧，望诊也是严重的瘀堵。相比瘀堵而言，少阳
证并不是很严重，可见瘀堵是大局。处方：薤白、半夏、细辛、桂枝、陈皮、
香附、厚朴、桃仁、川芎、酒大黄、柴胡、黄芩、干姜、炙甘草。

服药第二日病人的胸痛肋痛便减轻了；七剂后，诸证都明显减轻；继续
服药一段时间，一个月后的端午节，朋友微信告诉我，母亲已经完全康复了。

这里有柴胡汤的方向，却去掉了大枣和党参，是行用药的大方向规避原
则，大方向是瘀堵就要避用滋腻药。前面的大夫跟我开的方子方向也大致相
同，却不奏效，是因为加了熟地黄类的滋腻药，说是补肾，就因为着了一层
大局之外的名相，疗效就掣肘了。

其余的药有三个方向：祛痰痹，开气滞，祛瘀血。若说大局，这里有三
个大局，那还能叫大局吗？名相不重要，重要的是符合人体的客观，都很明
显就同治。喝水少这个证有水饮的嫌疑，相比较没那么严重，抓大放小，不

另加祛水饮药。

采取了同类药叠加使用的方式，比如陈皮厚朴之外还用了香附，都是开气滞的，是因为单味药剂量轻了撼不动病，剂量重了则惧医药法律的监管，亦怕病人凭空疑虑，就用几种同类药累加药力。这也是不得已的办法，所以用药的味数也比较多。酒大黄在这里用得少，没超过 10 克，稍加顺导，加大向下排瘀的力量。

◎ 趺阳脉微弦，法当腹满，不满者必便难，两胠疼痛，此虚寒从下上也，
当以温药服之。

这一章先讲脉象。

取脉除了我们惯常取的寸口，也就是腕部的桡动脉之外，还可以取趺阳脉和人迎脉。趺阳脉是足背动脉，人迎脉是颈动脉。我们取寸口脉的原则是寸主上主表，尺主下主里，关主中。其大无外，其小无内，人体是全息的，放大到整个人体，自然人迎脉也主上主表，趺阳脉也主下主里。寸口脉相对位置居中，更能反映偏中间层面的情况，所以条文中说"寸口脉弦者，即胠下拘急而痛"。注意是主表和主里，而非单单反映表或里，因为任何一个局部都能反映整个人体的信息。

寸口脉操作相对方便，所以我们现在一般都取寸口，而且，寸口脉既然居中，则相对更能中正中立的判断整个人体的状况。如果碰到难以判断的证情，趺阳脉和人迎脉可以合参。

三部脉参也好，单部脉参也好，都是定法，到了人体，其实每一部脉都有参考价值。比如腹部有瘀堵的，摸肚子会有一根动脉跳得特别强烈，这个经验在儿科很好用，因为小孩子说不出证来，多靠看和摸。小孩子的好处是腹部的肉很薄，一摸就能摸到，有时候腹部的动脉跳得跟小心脏一样剧烈，说明能量都往腹部跑。常常是大便通畅了，这个脉搏也就平息了。

条文中说"趺阳脉微弦"，脉微是偏阴证；弦脉是像琴弦一般绷紧的脉象，这主要是由瘀堵造成的。有绷紧说明有亢盛，如果气血充足，亢盛起来应该是盛、滑、洪之象，也就是能感受到里面血的鼓荡，而弦只是感受到血管的绷紧，说明是偏津液虚的。至于有没有到阴证，那就要参看脉体的大小虚实，尤其是沉取或重按时里面血液的充实度。如果脉体大，里面的血液也充实，哪怕有弦象，也是偏阳，只是因为有邪气的闭阻所以呈弦象。或者弦和滑兼具的脉象，这也是偏阳的，因为滑为阳。反之，弦细、弦迟、弦弱，这是偏阴的。

"微弦"，趺阳脉能量虚少，又有邪闭之象，应该会"腹满"，如果不胀满，那就是大便困难，总之下面的运行不力，就会有瘀阻。"两胠疼痛"，《说文》曰：胠，胁也。也就是腰上到腋下的这个区域。下面的运行不好自然会影响到上面。应当以"温药服之"。

这里讲的是一个虚实之辨。腹满大便难，有以实为本质的，比如承气汤证，就是堵住了；也有以虚为本质的，是津液虚而运行不力引起的瘀堵，这时候应该从津液论治，吃泻药没用，泻是需要能量的，如果强行泻了下来，很快又便秘回来，而且一次比一次严重，因为能量更弱了。怎么鉴别？主要是脉象，脉为阳可以泻；脉为阴自然是先补能量，因为能量是第一位的。还是要回到《伤寒论》一以贯之的这个系统。那在证上如何鉴别呢？看下面的条文。

◎病者腹满，按之不痛为虚，痛者为实，可下之。舌黄未下者，下之黄自去。

腹满时减，复如故，此为寒，当与温药。

这里是借助腹诊，腹部按下去痛的是实证，按下去不痛的是虚证。操作的时候要注意，按的时候不要太重，重了都会痛。所以先在自己身上试下轻重，力量要拿捏得正好。常理来说，是不是瘀堵的痛，病人是有感知的，但病人的感知常常不敏锐，而且容易混淆，所以对于病人的主诉我们要习惯性的打个问号，不那么容易被感知的主证一定要反复确认。当然，《伤寒论》的原则是脉证相应，且单一证不可定案，这样一来，哪怕个别证不准确，也能保证高的准确度。

按诊查体的时候要注意，有的按着虽然也痛，但是舒服，是喜按的，这是虚证为本的；有的按着不舒服，甚至都不能碰，不能靠近，这是实证为本；虚寒证喜温，暖一暖就舒服；实热证不喜温，腹部还发烫。碰到腹痛就艾灸是不可以的，要辨证，热证施灸会灸严重了。

所谓"腹满时减，复如故"是指腹部的满胀如果是一会儿明显，一会儿又好一些，或者满胀的时候也不是很难受。这应该是寒证的可能性大，当用温药来治，比如建中汤、理中汤、四逆汤类。实热证的腹满胀，相对来讲，难受会比较明显，而且比较持续。

我们在辨证的时候容易犯一个毛病，就是总想得出个确切的结论，比如说，一定要弄清楚到底是实热的便秘，还是虚寒的便秘。人体有没有可能整体能量偏虚偏寒，局部又有实热；或者整体是阳热，局部又有寒实？当然是有可能的，本章后面要讲到的大黄附子汤就是这一类情况，大黄和附子同用，且剂量接近。所以说，不是要让人体来对应我们制定的法度，而是要用法度去度量人体的真实。

【历代名家医案范例】

（一）

内侄梁竹芫，儿科中五世业医者也，少年身甚弱。辛卯八月，偶食生冷，腹痛，大便不通，不食不卧，苦楚异常，晚上尤甚。本人欲通大便，拟食下药。余察其神色青暗，舌滑白，脉细小，断为冷结关元。投四逆汤，数剂而愈。

（易巨荪）

按：有痛就一定是实证吗？当然不是，如果人体从单一证就能得出准确结论，医学也就简单了，不至于如此迷障丛生。这里虽有腹痛，而且痛得还很厉害，但脉是细小的，为阴证，还是虚寒为本。本着能量为前提，且抓大局的原则，这里只是用了温热药四逆汤便痊愈了。

（二）

友人黄贡，南番禺积学士也。乙酉九月患腹痛，每食甜物少愈。医者以为燥也，用甘润之药不效。旋用下药，痛益甚。延余诊视，六脉细小，喜按，口淡，倦怠，断为寒证。投以理中汤加木香，旋止旋发，夜间更甚。余曰："夜为阴，阴寒盛，夜间痛更甚也。"用通脉四逆汤加白芍，十余服痊愈。

（易巨荪）

按：此案理中汤不效，以通脉四逆汤（扶阳药的剂量比四逆汤增加近倍）为主方治好了，说明病人能量太弱了。从临证上来讲，能量的问题还是要从脉象来判断比较准确，这里是"六脉细小"，说明很阴。如果脉没那么阴，理中汤当效；如果阴甚，就不是一味干姜可以解决的了。

（三）

范氏素重望诊，能见微知著，善于观察病者目睛之有神、无神和灵活、呆钝，来判断病症之吉凶和受病之浅深。但在必要时，并不轻易放过脉诊。如治一林姓男性，发热九日，口不能言，目不能视，体不能动，四肢俱冷，诸医均以为是阴寒证。范诊其脉两手皆无，用手按其腹，病者用手护之，皱眉呈苦楚状。再诊两足跌阳脉皆有力，乃决其腹内有燥矢。予重剂大承气汤灌服，药后得燥矢五六枚，神志转清，病转瘳。

范氏自言平日不详求于脉，而此病者两手无脉，故于足部求之。苟不求于足，何以能救此重危之绝症耶？

（范文甫）

按：此案诸证皆似阴，唯主证腹痛拒按似阳。范氏于是取跌阳脉再证，得阳脉，下承气汤而愈。神而不神，唯取证耳。随余学医者，学法律做律师的尤其学得不错，因为同是取证与断案。

◎*病者痿黄，躁而不渴，胸中寒实而利不止者，死。*

寸口脉弦者，即胁下拘急而痛，其人啬啬恶寒也。

夫中寒家，喜欠，其人清涕出，发热色和者，喜嚏。

中寒，其人下利，以里虚也，欲嚏不能，此人肚中寒。

夫瘦人绕脐痛，必有风冷，谷气不行，而反下之，其气必冲，不冲者，心下则痞也。

这几条讲的是能量的问题。如果胸中有寒实，就是寒性的瘀堵，又下利不止，那就上下皆寒了，而且能量还在持续流泻。这是上实下虚，虚和实在人体中也是可以并存的。开始发躁，这是指阳脱之证候，所以说是死症。

又说"中寒"，即脾胃虚寒的会老是打哈欠，流鼻涕，打喷嚏。这种情况多见，有些人一到换季的时候就是这样，总是要感冒的样子，又不明显感冒，后世有个玉屏风散就是管这个的，桂枝汤也可用。

"其人下利"，总是腹泻的人，"欲嚏不能，此人肚中寒"，肚子里面泻寒了，能量不能上达，上面想打喷嚏打不出来。又说虚寒的腹痛，如果用了泻药，就会气冲，如果不冲就会痞结。可见冲也好，痞也好，都是人体在进行能量调节时产生的异常。说到底还是在说一个能量问题，这是整本《伤寒杂病论》一以贯之的东西，总之是顺应人体的意图来思考问题。

◎病腹满，发热十日，脉浮而数，饮食如故，厚朴七物汤主之。

厚朴七物汤方

厚朴半斤　甘草三两　大黄三两　大枣十枚　枳实五枚　桂枝二两　生姜五两

上七味，以水一斗，煮取四升，温服八合，日三服。呕者加半夏五合；下利去大黄；寒多者加生姜至半斤。

这个方子有厚朴、枳实、大黄，因为有"腹满"，是里证；又有发热、脉浮的表证，这就是表里同病。这个情况是表里合病，里证明显，表证也明显，大方向不明确，所以表里同治。

◎腹中寒气，雷鸣切痛，胸胁逆满，呕吐，附子粳米汤主之。

附子粳米汤方

附子一枚（炮）　半夏半升　甘草一两　大枣十枚　粳米半升

上五味，以水八升，煮米熟，汤成，去滓，温服一升，日三服。

这是虚寒的痛。可是脉证不全，仅凭此三证很难断为寒痛。《伤寒杂病论》成书于竹简刻字时代，所以行文极简，如何判断虚寒，前文已有论述，这里一上来先给出了结论，就是"腹中寒气"，说明先决条件已经有了，后面所具的只是几个有特点的证，以示如何细致的区分。读《伤寒杂病论》不可不注意此行文规律。

这是以津液虚为主的腹痛，所以有炮附子、粳米、甘草、大枣。有呕用半夏。

◎痛而闭者，厚朴三物汤主之。

厚朴三物汤方

厚朴八两　大黄四两　枳实五枚

上三味，以水一斗二升，先煮二味，取五升，内大黄，煮取三升，温服一升，以利为度。

此方之用药和小承气汤一致，只是加大了厚朴和枳实的用量，尤其厚朴加大了数倍，可见重点在"闭"，当是气闭。这种气闭就一定会痛吗？不一定。书中所云往往是典型的状况，证情轻的未必就有这么典型的状况出现，也未必诸证皆具。

有一次患便秘，因为是治自己，懒得去开方抓药，略辨了一下阴阳，就取了些大黄甘草丸（只有蒸大黄和炙甘草两味药）来吃。大便通是通了，可后续又有些排不干净的感觉，隐隐腹胀，想打屁又打不出来。知道是没有用厚朴、枳实的缘故，趁机试药，单用厚朴30克煎水服用，服一剂无感，再用到100克，又一剂脱然而愈。

中央电视台的一个健康栏目里播过这样一个真实的事情。一个老人得肠梗阻开了刀，24小时内没有放屁，说是肠道粘连了。没办法，又开一次刀，又是24小时内没有屁。大夫没辙了，说不能一星期动三次腹腔手术，再动人就没了，于是将病人推给医院的中医。中医来了只开了四味药，吃下去就放屁了，就不用手术了。主持人问开了四味什么药？老人旁边坐着的老伴抢着说，事隔一二十年了，她还清楚地记得那四味药是厚朴、枳实、大黄、芒硝，说才花了几毛钱。

这两个情况都是闭住了，用的都是承气汤路线，却都没有痛，所以学条文贵在活学活用，不可死于句下。

接下来讲的大柴胡汤和大承气汤，前文已有详尽的论述，略过。

◎ 心胸中大寒痛，呕不能饮食，腹中寒，上冲皮起，出见有头足，上下痛而不可触近，大建中汤主之。

大建中汤方

蜀椒二合（炒，去汗）　干姜四两　人参二两

上三味，以水四升，煮取二升，去滓，内胶饴一升，微火煎取一升半，分温再服；如一炊顷，可饮粥二升，后更服，当一日食糜，温覆之。

大建中所治为寒实证，就是寒气凝结之实，何以见得？说会有"上冲皮起，出现有头足"，就是像有一个动物在身体里耸动一样，鼓起来又下去了，甚至能看到头和足的形状。这也是一种很少见的极端情况。为什么要用这种情况来论病，因为比较能看清楚问题的实质，平常那些似是而非的证太过于模糊，论述起来很难看清后面的理路，也容易混淆。

这个寒邪为什么能动？因为只是寒气的凝结，而非痰或者瘀血这种偏固态的瘀阻，遇上人体剧烈的排邪反应自然就动了起来。这也说明人体的反应很积极，所以也有痛不可近这样的证。我们在学《伤寒论》的时候讲过，阴证为消极，往往不难受；阳证才常见诸如红、肿、痛、胀之类的反应。

这个大建中汤有蜀椒、干姜、人参，还有胶饴。胶饴用一升之多，可见是关键。胶饴比炙甘草、大枣更甜厚腻，所以甘以缓之的作用更强，因为这里首先需要一个缓和的力量。人参以气厚中正为特质，建中的同时也有稳定的作用。花椒合干姜驱寒很快，药性也烈，如果没有前两味缓和稳定的建中药，正邪相争就有可能产生更剧烈的反应。

我们常说虚寒、实热，从大建中的方证来看，寒也有可能成实；当然，热也有可能兼虚，比如白虎汤方证、竹叶石膏汤方证、黄连阿胶鸡子黄汤

方证。

日本是可以将经方做成冲剂放在超市卖的，可见经方之盛行。我去日本考察经方医学，发现大建中汤是日本销量排行第二的经方冲剂，第一为葛根汤。葛根汤好理解，治太阳病的杂合方，大建中汤为什么这么畅销？他们的医生介绍说，大建中汤临床常用于术后恢复的辅助治疗。干姜、花椒、人参提振脾胃功能，胶饴迅速补充津血，因为手术会有失血，这是有道理的。只是医院在用，是不可能变成销量第二的，大概是因为有很好的口感，花椒和干姜都是辛香的作料，再加上甜，口感是非常不错的，而且药效驳杂，能虚能实，适应面也广。

若以虚实论，大建中汤方证也是虚实错杂，有津液虚，也有寒邪之实。治寒实最典型的方子是大黄附子汤。

◎ 胁下偏痛，发热，其脉紧弦，此寒也，以温药下之，宜大黄附子汤。

大黄附子汤方

大黄三两　附子三枚（炮）　细辛二两

上三味，以水五升，煮取二升，分温三服；若强人煮取二升半，分温三服。服后如人行四五里，进一服。

有炮附子三枚治寒，这个剂量超过四逆汤 3 倍，可见是取其祛寒之速效；也有大黄和细辛治实，可见寒和实都很严重。条文中说的寒，当是指寒性的瘀堵。

癌症病人常出现这种局面，肿瘤越来越大，津血越来越虚，可随证用这个方子做主方。《伤寒论》里的"脏结"没有出方，这个方子颇合脏结的证情，可以参考，因为有炮附子提振能量，有大黄和细辛开散痞结。这个方子亦可作为治疗肿瘤类疾病的典型思路。

为什么说它典型，因为里面所包含的三味药物可以涵盖经方治疗这类疾病的三个大方向：

如果能量有大偏差，首先要平衡能量。炮附子这味药是典型的能量药。

能量层面的问题一定是用炮附子吗？当然不是，炮附子和干姜适合阴寒证。如果病人是阳热证，生石膏、大黄、芒硝就是相应的平衡能量的药；阴虚阳亢用地黄、天花粉、麦冬、阿胶类药物来平衡能量。能量偏差不大的，大枣、炙甘草、党参、生姜就能平衡。

大黄在这个方子里起什么作用？是否和附子矛盾？从能量来看是有一定的矛盾。但癌症病人常常陷入一个僵局，能量已经虚衰了，但瘀堵却很严重，而且这个瘀堵是多方面的，癌症本身就是一个大瘀堵，证上也还会有其他更广泛层面的瘀堵。这个时候能量药要有，去瘀堵的药也要力量足够，这就有可能附子和大黄芒硝类的药同用。其配比依据能量的实际情况来决定。比如病人偏阴证，可以炮附子和干姜用到 30 克以上，而大黄只用 10 克以内，芒硝 3 克以内。大黄芒硝重用是泻下的，大剂量用一般中病则止，不可久服；在不引起明显腹泻的前提下轻剂量用，也可以作为常规的祛瘀药，服用时间稍长一些。久服的参考剂量也是大黄 10 克以内，芒硝 3 克以内。

我曾经指导学生治疗一个肺癌晚期且同时有淋巴癌转移的病人，主方是千金苇茎汤加大黄。病人的证每次都大同小异，所以一直是这个方子为主来加减。大黄就是轻剂量久服。因病人的阴阳偏差不明显，大黄用的是 10 克左右。治疗几个月后，医院检查，病灶消失而痊愈。按说千金苇茎汤这个方子的药都比较和缓，不算峻猛，为什么效果这么快，因为用药在于方向明确，在于用对，况且要说峻猛，大黄就是一味峻猛的药，用对了自有奇效。

从临证上来看，多数癌症病人的能量偏差并不大，而祛痞散结类的药物大多不是寒凉就是攻伐，这时候就算不是阴证，也可以配合这些寒凉攻伐药用一点炮附子和建中类的药物，疗效会更好。就像这个家庭的经济收支基本是平衡的，但现在有急用，要透支，那就及时补充，不要造成大的亏缺。学医其实就是学着用常理去思考生命现象，不要总想着有一个独门秘诀能包治百病，这和想吃一粒仙丹就升仙没什么区别。修行都要有常识，何况治病，逐玄求异追新才是终生难出的迷障。

细辛在大黄附子细辛汤里是做什么用的？如果以给病出路而论，它不如麻黄、桂枝、大黄、芒硝能直接开表开里；如果以补充能量论，它又只是辛散药，代替不了附子、干姜、炙甘草这样的能量药。其实细辛可以理解为做局部和微细层面的疏通。比如胸中这个区域，如果用麻黄、桂枝来疏通，开得太过了，一下子开到了表，留在胸中的势能并不多。细辛有细而辛烈的香味，又不至于发汗，而是直上的势能，擅长走从肺到头这条线路，所以《伤寒论》里治疗偏寒的咳喘常用到细辛。

综上所述，在大黄附子细辛汤这个方子里，炮附子主要是给能量，大黄是打通主干道的出路，细辛疏通局部。这3个方向若应用于肿瘤的治疗，理法就很周全了。尤其是炮附子和大黄的同用，在治各类重症上，如果对证了，是很有力量的。

疏通局部瘀堵的药也不限于细辛，经方里面不少，后世尤其丰富，可以涵盖一些常用的所谓抗癌药，比如：白花蛇舌草、半枝莲、山慈菇、海浮石之类。这些药物的作用无非是开散破利而祛瘀堵，只是所作用的层面不像常规经方药物那么清晰，而是作用于一些中间地带或含混的区域，大多是脏器和腺体所在的区域，也就是大病之病灶的高发区域。我建议大家要亲试亲尝去体证药物，对这些药物的势能才会有感性的认识，再加上理性的辨证，才不至于乱药杂投，才能疗效如有神助。

◎寒气厥逆，赤丸主之。

赤丸方

茯苓四两　乌头二两（炮）　半夏四两（洗）　细辛一两

上四味，末之，内真朱为色，炼蜜丸如麻子大，先食酒饮下三丸，日再夜一服；不知，稍增之，以知为度。

◎腹痛，脉弦而紧，弦则卫气不行，即恶寒，紧则不欲食，邪正相搏，即为寒疝。绕脐痛，若发则白汗出，手足厥冷，其脉沉弦者，大乌头煎主之。

大乌头煎方

乌头大者五枚（熬去皮，不㕮咀）

上以水三升，煮取一升，去滓，内蜜二升，煎令水气尽，取二升，强人服七合，弱人服五合。不差，明日更服，不可日再服。

◎寒疝腹中痛，及胁痛里急者，当归生姜羊肉汤主之。

当归生姜羊肉汤方

当归三两　生姜五两　羊肉一斤

上三味，以水八升，煮取三升，温服七合，日三服。若寒多者，加生姜成一斤；痛多而呕者，加橘皮二两，白术一两。加生姜者，亦加水五升，煮取三升二合，服之。

以上是几个治寒实的方子，以腹痛和厥逆为主证。大同而小异，理法亦不脱前文思路。可参。

【历代名家医案范例】

京师界街贾人井筒屋播磨家仆，年七十余。自壮年患疝瘕，十日、五日必一发。壬午秋大发，腰脚挛急，阴卵偏大欲入腹，绞痛不可忍，众医皆以为必死。先生诊之，作大乌头煎饮之。每帖重八钱。斯须，瞑眩气绝；又顷之，心腹鸣动，吐出水数升，既复故，尔后不复发。　　（［日本］吉益东洞）

◎宿食在上脘，当吐之，宜瓜蒂散。

瓜蒂散方

瓜蒂一分（熬黄）　赤小豆一分（煮）

上二味，杵为散，以香豉七合煮取汁，和散一钱匕，温服之。不吐者，少加之，以快吐为度而止。亡血及虚者不可与之。

瓜蒂散是吐法。条文中说如果宿食在上的话就需要用吐法，用瓜蒂散来催吐，这是顺势而为的思路。《金匮要略》里有好几章，讲的病虽然不一样，到了最后都是在讲瓜蒂散。可见用吐法排病邪在当时是很常用的。在临证上，如果有上逆上盛类的证，通过综合辨证，又确系实邪堵在上焦的，用吐法方可奏效。其实不限于宿食，有时候吐出来的是水是痰，甚至是黑血。

【历代名家医案范例】

一妇人，三十余岁，月事即断，年年肥大，腰带数围，每月必发头疼一二次，药食皆吐，不能入咽。余诊之，腹脉坚实，心下硬塞，推之难以彻底，予抵当丸，湿膝丸，数百贴，血亦不来。及予瓜蒂末一钱，大吐一日，翌日，按心下硬塞减半，又作抵当汤予之，数日大便溏泻，日五六次。十日后，再予瓜蒂散五分，又予抵当汤如前，肚腹剧疼，代用以丸，日三五分，三十余日，经水来如常，头痛已除。

（《漫游杂记》）

按：书中载此案是因为此案颇奇。若从证上来看，依然在理法范畴之内。下焦瘀血好辨，问题是瓜蒂散证如何辨？头疼和药食不能入口而吐，可以理解为上盛上逆证。此证的排病渠道有上下两途，且势均力敌，难取大局，所以单取下法数百剂不效，行吐法，上下同施方才收功。

【附】 如何运用经方思维认识抗癌药物

下面说说治癌症比较常用的所谓抗癌药。

大家熟悉的抗癌药有白花蛇舌草、半枝莲、铁树叶、山慈菇、海浮石、白英、蒲公英、夏枯草、牡蛎、鳖甲、穿山甲等。

我们学过《伤寒论》就知道，无论是经方的药物学理论，还是人体的常识，药物是很难标靶的。西医用药物直接注射在器官和病灶上，尚且因为体液的流通性很难达到标靶的效果，如果认为服用中药能够直接针对脏器和病灶，更不切实际。那这些所谓的抗癌药在人体里到底起的是什么作用？如果只是散结化瘀和促进循环的作用，可以说这些药的力量很难与大黄、芒硝、附子、细辛、麻黄、水蛭、虻虫这些常规的经方药物比。

比如芒硝，一般药物的开破力量很难及它，况且芒硝还能泻下，也就是打通往里的排病通路，可谓一举两得。那这些所谓治癌症的常用药还有应用的必要吗？经方医学注重以阴阳表里这些基本观念来认识药物，也就是侧重药物在人体中的层面性。常用的经方药物往往是药简力专，非表即里，或专治痰专治瘀血云云，方向很明确。如果从这个角度来论证那些所谓抗癌的专药，会发现不仅是对经方药物很好的补充，而且很有再研究的必要。

比如最有代表性的白花蛇舌草、蒲公英、半枝莲、铁树叶、山慈菇、海浮石、牡蛎、海藻等，如果单味去品尝这些药，会发现有一个共同特点，就是阴阳寒热的偏性都不大，性味上也很驳杂。这是它们可以大剂量服用，甚至久服的前提。正因为性味驳杂含糊，针对的层面也就没那么明确，多在中间层，也就是在非表非里的那些脏器和淋巴腺体富集的区域内起作用，大病的病灶就多发在这些区域。

虽然这些药物的性味比较驳杂，但都有一个共同的势能，这种势能用文字很难描述，须亲尝亲试才能体证：是一种具有微细扩张感的能量，能把人体扩张开。从这一点上来看，它们的势能反应和经方里的细辛、蜀椒（花椒）很类似。不同的是，细辛和蜀椒峻烈辛热偏性强，而这些药物要和缓得多，有些甚至可以代茶饮，半枝莲和白花蛇舌草在农村就是用来做凉茶以清热祛湿的。

癌症首先不是一个局部的问题，而是先有整体的失衡失调才有局部病灶的产生。我们之前讨论的主要是立足整体如何治理，这个当然是前提，因为局部是受整体制约的。但是，在针对局部上这些所谓的抗癌药便有了优势。那这些药物有哪些具体的针对性呢？

以甲状腺肿瘤为例。从层面而言，此病灶在脖子上，也就是人体中偏上的位置，夏枯草和蒲公英是合用的。因为这两味药的性味比较轻，轻则上行，擅长散上部的结节。在经方的认知里，药物是按其性味之轻重厚薄来区分上下表里的层次的。夏枯草又比蒲公英更质轻，也更寒，所以夏枯草治甲状腺腮腺之类的问题更好用，蒲公英治乳腺疾病更好用。在经方药物里，石膏和连翘寒散上部肿块结节的作用也是很强的。

如果是在肺和食管这个区域，有什么药可以散开这里的肿瘤呢？前面讲了一个细辛，细辛是热性的，于阴寒证更擅长。还有平性的海浮石和微寒的白英。这两味药常应用于治疗肺癌。海浮石单味煎来尝，会感觉在胸腔这个区域形成一种扩张力。我临床经常运用这两味药治肺癌，的确效果卓著。有一个晚期肺癌的病人，肺里的病灶已经开始疼痛，西医说要准备止痛药了。用承气汤做主方，加上海浮石和白英，一剂药就不痛了，后来也再没痛过。在这个医案里，最重要的还是承气汤，因为脉证的大方向是实和热，这是大局，在大的层面上如果病邪没有出路，是不可能迅速逆转的。但是，能如此迅速地打通胸腔这个区域，释放压力让病人止痛，也得力于海浮石和白英的针对性。之前，此病人在别的医生那里用过一些层面针对性不强的所谓抗癌散结药，结果情况越来越糟糕。

再来说说两味最常用的所谓抗癌药：白花蛇舌草、半枝莲。

白花蛇舌草可谓是最有名的抗癌药，不管去哪里找癌症的经验方，多会涉及白花蛇舌草。这个药入口的味道并不刺激，喝完以后稍等一会儿，会在全身形成一种不易察觉的扩散感，好像身体一层一层从里面被打开了，直透到腠理。从这一点上来看，它的确对身体较广阔的区域有作用。其实很多类似的草药都有同样的性味，味道喝起来也很类似，那白花蛇舌草有什么独特之处？可以去感受一下它的气，是很硬的。为什么同样是发散的薄荷就不行？是因为它的气太柔太薄了。

半枝莲和白花蛇舌草性味近似，所以这两味药经常放在一起使用。这两味药的性味都是不厚不薄的，相对居中，所以应用范围较广。半枝莲稍寒凉一点，白花蛇舌草更中正。如果运用于上焦的疾病则正常煎煮即可；如果治疗中下焦的肿瘤，可以久煎，煎1~2小时。一般来讲，药物久煎则味厚，轻升的挥发物质会减少，则更能入下焦。还有一种方法，就是治下焦用丸散剂，治中上焦用汤剂。比如桃仁和牡丹皮，治肺痈入千金苇茎汤，是汤剂；治下焦瘀血入桂枝茯苓丸，是丸散剂。有一种白花蛇舌草很苦寒，不适宜于广泛运用，除非是阳热证，使用时一定要鉴别清楚。

铁树叶相对于白花蛇舌草和半枝莲，性味稍厚，更入下焦。这三味药经常合用，成为一个治肿瘤的经验方。

鳖甲也是擅长走下焦的。当然入下焦最有力量的还是大黄和芒硝，这两味药大开大破，祛一切瘀堵。

还有一味经常使用到的抗癌药：山慈菇。这味药有风一样的游走性，无孔不入。把它和细辛对比，细辛是刚硬的，像针一样，直上直下；山慈菇柔和，游走性却更强，更能作用于周身上下，能够打开全身的细微通道。有细辛的锐利，却更尖细而有穿透力，兼具游走性的药物是穿山甲，除了能治疗疗痈肿瘤之外，也常用它来通乳腺和输卵管。现在穿山甲少了，皂角刺也有相近似的穿破作用。

治癌肿还有一味常用药是半夏。这也是经方里的常用药。有专家做过实验，在显微镜下观察半夏，有无数极细的针簇。这些针簇小到什么程度？在正常的组织里面，会像过筛子一样的滤过去，妨害不到正常组织，一旦遇到相对致密的组织，就会黏附在上面瓦解它。半夏的过敏反应主要是麻，也就是这些针簇引起的不适感。常说半夏化痰，亦是此用。半夏必须经过严格煎煮才能服用。

牡蛎和海藻也是很常用的抗癌散结的药。它们性味居中，上下焦都可以管。像这样的药可以用煎煮时间来控制上下焦的势能走向。煎的时间长一点偏走下焦，煎的时间短一点偏走上焦。

需要注意的是，如果病人有常规的气滞、血瘀、水饮、痰痹，这些抗癌药物不能替代厚朴、枳实、陈皮（气滞），白术、茯苓、泽泻、猪苓、茵陈（水饮），薤白、半夏、细辛（痰），当归、川芎、水蛭、虻虫（瘀血），薏苡仁、败酱草（痈脓）等这些有专门针对性的传统经方药物。

在临证上，癌症的治疗有一个难题，就是药用下去有没有好转，很难短时间内知道，不像一般的病，退没退热，难不难受，马上就知道了。治癌症的药常常一用就是几个月，如果用得不正确，病人可能也就只有这几个月的机会，几个月后发现用错了药，很可能就错失时机了。去医院频繁做检查不现实，医院在短时间内也很难查清楚病灶的细微差别。其实判断疾病的转归恰好是中医的优势。有以下几个方面可以来判断：

首先是脉象。脉象如果向和缓从容转变，是病在退，哪怕弱一点都没关系；往亢躁弦硬转变是病在进。癌症病人的典型脉是涩脉，是一种如轻刀刮竹般的阻滞感，类似于俗话说的硌硌棱棱的感觉。这种阻滞感越尖锐越迟重的病越重，越柔和越流利的病越轻。有一次一个陌生人让我摸脉，就摸到了比较尖锐的涩感，在右手的寸关之间，我判断有可能是肺癌，从脉感上来看，程度已经很严重了，但观她的气色和声音又不像有大问题的。我也有些疑惑，不敢遽下结论。她又告诉我，去年胸椎被车撞了一下，上面还有两颗小钢钉没取下来。脉上的反应就是来自于这两颗钢钉，而非肺癌。钢钉是非常细小的，而且是打在骨头上。在脉上就已经能如此明显地体现出来，所以判断有没有癌症，以及在哪个阶段，取脉是很敏锐的。而且，哪怕还没有成为癌症，脉上也能看到先兆，比如气滞、血瘀、寒凝、热结作为癌症常见的病因，哪怕只有轻微的也能从脉上反应出来。而医院的仪器相对滞后，多在已经成为癌症的中晚期才能查出来。

其次是观气色。重病病人的气色常常是黯灰重滞的，或者虚浮而神散。气色的转归是病退很重要的判断标准，这个比较容易掌握。

比看气色更好用的是听声音。重病病人的声音是空洞而塌陷的，且气息缺少支撑感。如果声音提升起来了，下面有支撑感了，这是病在退。以我的经验，这一条比前两条更清晰好用，而且准确率高。

有这三条互参，非但癌症，判断大部分疾病的走向和转归都是可靠和够用的。

在癌症的治疗上经常出现这种情况：方子开得没问题，一开始治疗的效果也很好，到了一定时候就陷入僵持，病虽然也不再进，却也不明显消退，糟糕的甚至还在缓慢发展，只是速度减缓了。造成这种局面一般来讲有两种可能：

首先是大局抓得不够准确，用药面面俱到，力量分散；或者大局虽然了然，但剂量过于平均，五味杂陈而左右牵制。

其次是剂量没到位。剂量到位了，自然就能向前推进，毕竟量变才能引起质变。在主药上甚至可以考虑几倍的增加剂量。

更重要的是，癌症病人一定要斩断致病因，这样治疗起来才能更便捷。危重病人如果不做药物之外的配合，治愈的概率无疑是要降低的。这就需要医生问明致病的原因，然后告诉病人，并督促病人修正。现在的大病由情绪问题，比如焦虑、气恼、抑郁，以及饮食多而厚腻引起的比较多。致病因是另外一个大课题，除了常说的心态、饮食、运动、日常作息之外，还涵盖命理、风水、工作、家庭伦理等多方面的问题。在此暂且不多做讨论。

◎肺中风者，口燥而喘，身运而重，冒而肿胀。

肺中寒，吐浊涕。

肺死脏，浮之虚，按之弱如葱叶，下无根者，死。

肝中风者，头目𥆧，两胁痛，行常伛，令人嗜甘。

肝中寒者，两臂不举，舌本燥，喜太息，胸中痛，不得转侧，食则吐
而汗出也。

肝死脏，浮之弱，按之如索不来，或曲如蛇行者，死。

肝着，其人常欲蹈其胸上，先未苦时，但欲饮热，旋覆花汤主之。

心中风者，翕翕发热，不能起，心中饥，食即呕吐。

心中寒者，其人苦病心如啖蒜状，剧者心痛彻背，背痛彻心，譬如蛊
注。其脉浮者，自吐乃愈。

心伤者，其人劳倦，即头面赤而下重，心中痛而自烦，发热，当脐跳，
其脉弦，此为心脏伤所致也。

心死脏，浮之实如麻豆，按之益躁疾者，死。

邪哭使魂魄不安者，血气少也；血气少者属于心，心气虚者，其人则
畏，合目欲眠，梦远行，而精神离散，魂魄妄行。阴气衰者为癫，阳
气衰者为狂。

脾中风者，翕翕发热，形如醉人，腹中烦重，皮目瞤瞤而短气。

脾死脏，浮之大坚，按之如覆杯，洁洁状如摇者，死。

此段文字疑非仲景原文。其中多有前文已经论述过的症状，照前文逻辑，当从整体的循环和能量的运行来理解，这里却都归结为肺、肝、心这些脏器的问题。接下来的麻子仁丸方一会儿再来解，先来讲另一段论病的部分。

◎问曰：三焦竭部，上焦竭，善噫，何谓也？师曰：上焦受中焦气未和，不能消谷，故能噫耳。下焦竭，即遗溺失便，其气不和，不能自禁制，不须治，久则愈。

师曰：热在上焦者，因咳为肺痿；热在中焦者，则为坚；热在下焦者，则尿血，亦令淋秘不通。大肠有寒者，多鹜溏；有热者，便肠垢。小肠有寒者，其人下重，便血；有热者，必痔。

问曰：病有积、有聚、有气，何谓也？

师曰：积者，脏病也，终不移；聚者，腑病也，发作有时，展转痛移，为可治；气者，胁下痛，按之则愈，复发为气。诸积大法，脉来细而附骨者，乃积也。寸口，积在胸中；微出寸口，积在喉中；关上，积在脐旁；上关上，积在心下；微下关，积在少腹；尺中，积在气冲。脉出左，积在左；脉在右，积在右；脉两出，积在中央，各以其部处之。

这一段以人体的上中下焦来论病，且以脉象的上下左右来全息地解读人体的上下左右，较之于前文，更合经方的势能层面理论，可参。

◎趺阳脉浮而涩，浮则胃气强，涩则小便数，浮涩相搏，大便则坚，其脾为约，麻子仁丸主之。

麻子仁丸方

麻子仁二升　芍药半斤　枳实一斤　大黄一斤　厚朴一尺　杏仁一升

上六味，末之，炼蜜和丸梧子大，饮服十九，日三，以知为度。

麻子仁丸这一条讲取趺阳脉。趺阳脉的擅长是候里候下。"浮"说明亢，在这里表现为向表的气化太过则小便多，所以说"胃气强"。在《伤寒论》的理法里，小便主要反映的是表的状况，这里说的是"胃气强"，又认为趺阳脉是候里的，跟表有什么关系？该如何解释？这正是说明人体的循环是整体的，表的气化亢正是由于胃气的亢引起的，中医不能标签化，况且，趺阳脉有异常也未必只是说明里有异常。

这里的"涩"说明能量有阻滞且有津虚，阻滞是大便坚硬引起，津虚是小便多引起。涩脉也要看程度，没有那么锐利硌楞的涩有可能只是常规的肿结类瘀堵。

按照六经辨证来表述就是：脉为津液虚且略有热；证之大局在里，为便结。

这又是一个虚实皆具的证。本着取大局的原则，如果便秘为大局，那就直取承气汤，这里显然没那么严重；如果津液虚很严重，或是典型的阴虚阳亢，那就以平衡能量为大局。这里显然都不是，本着客观的原则，那就合而治之。

方中麻子仁富含油脂，常用作润肠药；芍药敛津液。大黄、枳实、厚朴这是小承气汤的路线。杏仁主要是下气，也略具润肠的作用。这个组合是符合实际情况的。

临证辨析这个病的时候，其实可以不用脾约这个概念，按照六经原则来分析就可以，然后直接对证处方。《伤寒论》里的名相很少，《金匮要略》的名相多些。治病的理法以简洁而直取本源为上，《金匮要略》之所以被认为是被篡改较多，其中一个原因就是名相太多。

【历代名家医案范例】

一豪子郭氏，得伤寒数日，身热，头疼，恶风，大便不通，脐腹膨胀，易数医。一医欲用大承气，一医欲用大柴胡，一医欲用蜜导。病家相知凡三五人，各主其说，纷然不定，最后请予至。问小便如何？病家云小便频数。乃诊六脉，下及趺阳脉浮且涩。予曰：脾约证也，此属太阳阳明。仲景云：太阳阳明者，脾约也。仲景又曰：趺阳脉浮而涩，浮则胃气强，涩则小便数，浮涩相搏，大便则硬，其脾为约者，大承气大柴胡恐不当。仲景法中麻仁丸不可易也。主病亲戚尚尔纷纷。予曰：若不相信，恐别生他证，请辞，无庸召我。坐有一人，乃弟也，逡巡曰：诸君不须纷争，既有仲景证法，相当不同。此说何据，某虽愚昧，请终其说，诸医若何，各请叙述。众医默默，纷争始定。予以麻仁丸百粒，分三服，食顷间尽，是夕大便通，中汗而解。

论曰：浮者风也，涩者津液少也。小便频数，津液枯竭。又烁之以风，是以大便坚。乃以大黄朴硝汤剂荡涤肠胃，虽未死，恐别生他证。尝读《千金方》论香港脚云：世间人病有亲戚故旧远近问病，其人曾不经一事，未读一方。骋骋诈作明能，诡论，或言是虚，或言是实，或以为风，或以为虫。或道是水，或道是痰。纷纷谬说，种种不同，破坏病患心意，莫知孰是，迁延未定。时不待人，忽然致祸，各自走散。凡为医者要识病浅深，探赜方书，博览古今，是事明辨。不尔，大误人事，识者宜知以为医戒。　　（萧琢如）

◎肾着之病，其人身体重，腰中冷，如坐水中，形如水状，反不渴，小便自利，饮食如故，病属下焦，身劳汗出，衣里冷湿，久久得之，腰以下冷痛，腹重如带五千钱，甘姜苓术汤主之。

甘草干姜茯苓白术汤方

甘草二两　白术二两　干姜四两　茯苓四两

上四味，以水五升，煮取三升，分温三服，腰中即温。

肾死脏，浮之坚，按之乱如转丸，益下入尺中者，死。

这里说的都是表证，比如"身体重""腰中冷"，用药却是以温中和祛水饮为主，何故？从条文上看可以这么理解：虽然病人感觉明显的是表证，但小便是通的，说明表在循环上没有大问题，那就可能另有原因。病人"不渴"，也就是不想喝水，那就有可能是水饮引起的。

这说明治病不能着相，病人所关注的不舒服未必就是主要的问题，因为病人的不舒服多发生在有神经感知的区域，身体内部的大部分地方没有神经，就算有异常，病人未必能感觉到。由此可见《伤寒论》用整体的证来读解人

大医至简——刘希彦解读金匮要略

体的可贵。

这里说"病属下焦",在用药上是干姜,而非生姜(《伤寒论》里有个同类的祛水饮方,茯苓甘草汤,用的是生姜),可见干姜被认为是更能温下的。其余都是常规祛水饮药。

这里的痰饮指的是水饮的一种类型。到宋代杨士瀛的《仁斋直指方》才将痰与饮分而为二，饮清稀而痰稠浊，后人多宗其说。这一讲的内容可以和第二讲湿病、第七讲肺痿肺痈咳嗽上气病，以及第十四讲水气病的内容相互参考着来看，会形成一个更完整的理论系统。

◎问曰：夫饮有四，何谓也？师曰：有痰饮、有悬饮、有溢饮、有支饮。

问曰：四饮何以为异？

师曰：其人素盛今瘦，水走肠间，沥沥有声，谓之痰饮；饮后水流在胁下，咳唾引痛，谓之悬饮；饮水流行，归于四肢，当汗出而不汗出，身体疼重，谓之溢饮；咳逆倚息，短气不得卧，其形如肿，谓之支饮。

从这一段来看，对于饮的类型划分主要是在位置上。下焦肠间是痰饮；中焦胁下是悬饮；体表是溢饮；上焦肺区是支饮。这种划分是有意义的，因为经方医学很重视病位，不同的病位所用的药物和所走的排病渠道是不一样的。

◎水在心，心下坚筑，短气，恶水不欲饮。

水在肺，吐涎沫，欲饮水。

水在脾，少气身重。

水在肝，胁下支满，嚏而痛。

水在肾，心下悸。

这一段换了一种划分方式，将心肺区域的水饮反应归结在心和肺这个脏器的名相上；将体表的水饮反应归结在脾；将胁下归结在肝；将心下悸归结在肾。经方医学的思维方式是能量化层面化的思维，而非固化局部化的思维。后世医学之弊便从此肇源，这种另立名相的理论疑为后人所加。

◎夫心下有留饮，其人背寒冷如手大。

留饮者，胁下痛引缺盆，咳嗽则辄已。

胸中有留饮，其人短气而渴，四肢历节痛。脉沉者，有留饮。

膈上病痰，满喘咳吐，发则寒热，背痛腰疼，目泣自出，其人振振身瞤剧，必有伏饮。

夫病人饮水多，必暴喘满；凡食少饮多，水停心下，甚者则悸，微者短气。脉双弦者，寒也，皆大下后善虚；脉偏弦者，饮也。

肺饮不弦，但苦喘，短气。

支饮亦喘而不能卧，加短气，其脉平也。

这一段又增加了新的名相：留饮、伏饮。这些名相虽然还在层面思维的范畴之内，但因其繁复会增加思维上的负担，甚至混乱，所以我们只要知道瘀堵的层面以及是何种瘀堵就好了，没必要在名相上过多打搅。这里所说的一些证，作为单一证来看是很有参考价值的，比如"背寒冷如手大"为心下有饮，"短气而渴，苦喘短气"为胸中有饮之类。

◎心下有痰饮，胸胁支满，目眩，苓桂术甘汤主之。

苓桂术甘汤方

茯苓四两　桂枝三两　白术三两　甘草二两

上四味，以水六升，煮取三升，分温三服，小便则利。

夫短气，有微饮，当从小便去之，苓桂术甘汤主之；肾气丸亦主之。

从此条来看，理论上开始混乱了，痰饮原本定义的是下焦肠间，这里说成是心下；原本说上焦肺区是支饮，中焦胁下是悬饮，这里用的方子却是《伤寒论》里治中焦水饮的苓桂术甘汤。这就说明了两个问题：此书经过历代传抄篡改已经混乱，所以必须以实证为立场去修习，不能照搬全收；其次，药物进入人体的势能反应是区域化的，而非定点和局部，苓桂术甘汤能治中焦，自然也能兼治上焦，里面的桂枝、白术也都是从内往外发散的药，到了体表和下焦其能量就弱了，但也不是说绝对不起作用。在这种药物势能的前提之下，将名相作过于细的划分，将定义做过于精准的鉴别是没有意义的，反而会造成偏执，影响疗效。我们讲"中"医，讲中道，过于粗放是不足取的，过于精细亦是不足取的，因为都会偏离客观和真实。再者，中医要想学到高境界、高疗效，主要取决于思维层次，而非定义和方法。

◎病者脉伏，其人欲自利，利反快，虽利，心下续坚满，此为留饮欲去故也，甘遂半夏汤主之。

甘遂半夏汤方

甘遂（大者）三枚　半夏十二枚（以水一升，煮取半升，去滓）　芍药五枚　甘草（如指大）一枚（炙）

上四味，以水二升，煮取半升，去滓，以蜜半升，和药汁煎取八合，顿服之。

◎脉浮而细滑，伤饮。

脉弦数，有寒饮，冬夏难治。

脉沉而弦者，悬饮内痛。

病悬饮者，十枣汤主之。

十枣汤方

芫花（熬）　甘遂　大戟各等分

上三味，捣筛，以水一升五合，先煮肥大枣十枚，取九合，去滓，内药末。强人服一钱匕，羸人服半钱，平旦温服之；不下者，明日更加半钱，得快下后，糜粥自养。

　　这两条的重点是关于甘遂类偏性极强的药物的用法。古人说"是药三分毒"，这个毒不是我们今天所说的这个毒药的毒，而是指药物的偏性。用药性之偏来纠正人体之偏，不偏不足以为药。

　　后面的条文还有"咳家其脉弦，为有水，十枣汤主之"。"夫有支饮家，咳烦，胸中痛者，不卒死，至一百日或一岁，宜十枣汤。"十枣汤中有甘遂、芫花、大戟，三个都是作用类似的药，治水饮之结，且都偏性极强。用这样的药，在条文中重要的指征是"坚满"和"内痛"，水饮之结不到坚硬和痛的程度不可以用这样的药。在临证上，腹水和胸水类的情况也可以算严重的水结，亦在运用的范围。这些药有泻下的作用，较大黄芒硝更峻烈，所以阴证是禁用的，津液虚亦不可轻易用，要有足够的建中和扶阳药来合用才可以。危重病的腹水，如果病人能量衰竭，用这样的峻剂去泻反而会促其速死。在十枣汤里是用枣汤送服的，也是取甘缓补津之用。所以我不建议初学者和经验少的医生贸然的去用这类方药。这一类药物的常规用量在 1~3 克，且要根据具体的炮制方式来衡量和增减，不可不慎。

　　这一类药在临证的时候也未必就能起到如预想的泻下的作用，比如有的病人用一点点甘遂或大黄就泻得很厉害，而有的病人用几倍的剂量，一点反应都没有。可见药物是通过影响人体的循环势能来起到治病作用的，而非直接对所谓的病起作用。人体需要这个势能，一拍即应；人体不需要这个势能，也会尽可能选择不响应不支持。同理的情况也会发生在常规方剂上，比如服用了桂枝汤腹泻，服用了柴胡汤呕吐，这都是属于与方证相反的效果，如果泻和吐之后病好了，说明方子下对了，但人体借你这个势能选择怎样的路径，却不是你能做主的。所以我们不要从现象上去认定药进入人体的作用，或者臆想药对病的作用，药进入人体只是影响人体的势能，能治病的也只有人体自身。如果习惯了逾越人体去想问题和行事，自会迷障重重。

【历代名家医案范例】

（一）

宋子载之妻，年已望五，素病胸膈胀痛，或五六日不得大解，夜睡初醒则咽燥舌干。医家或以为浮火，或指为肝气，花粉、连翘、玉竹、麦冬、山栀之属，多至三十余剂。沉香、青皮、木香、白芍之属，亦不下十余方。二年以来，迄无小效。去年四月，延余诊治。

余诊其脉双弦，曰：此痰饮也。因用细辛、干姜等，以符仲师温药和之之义。宋见方甚为迟疑，曰：前医用清润之品，尚不免咽中干燥，况于温药？余曰：服此当反不渴。宋口应而心疑之。其妻毅然购药，一剂而渴止，惟胸膈胀痛如故，余因《金匮》悬饮内痛者用十枣汤下之，遂书：制甘遂、大戟、制芫花各一钱。

用十枣浓煎为汤，去滓令服，如《金匮》法，并开明每服一钱。医家郑仰山与之同居，见方力阻，不听，令减半服之，不下。明日延余复诊，知其未下，因令再进一钱，日晡始下。胸膈稍宽，然大便干燥，蓄痰未下。因令加芒硝三钱，使于明早如法服之。三日后，复延余复诊，知其下甚畅，粪中多痰涎。遂令暂行停药，日饮糜粥以养之。此时病者眠食安适，步履轻捷，不复如从前之蹒跚矣。

后一月，宋又延余诊治，且曰：大便常五六日不行，头面、手足、乳房俱肿。余曰：痰浊既行，空隙之处，卫气不充而水饮聚之。《金匮》原有发汗利小便之法以通阳气，今因其上膈壅阻特甚，且两乳胀痛，不得更用缓攻之剂，方用：制甘遂、大戟末各一钱，王不留行二钱，生大黄、芒硝各三钱，一泻而胀痛俱止。宋因询善后之法，余因书：苍术一两，白术一两，炙甘草五钱，生麻黄一钱，杏仁三钱。令煎汤代茶，汗及小便俱畅。即去麻杏，一剂之后永不复发云。

余按十枣汤一方，医家多畏其猛峻，然余用之屡效，今存此案，非惟表经方之功，亦以启世俗之蔽也。

（曹颖甫）

按：此案有几处颇可玩味。病人最明显的证有三：胸膈胀痛、便秘、晚上燥渴。先下之方以细辛、干姜为主药，可见病人还有津血虚和寒，干姜是温中救津液的。服药后所以燥渴这个证没有了。细辛也能祛痰饮，为什么胸膈痰饮证未解？因为结到了痛的程度，可见其坚，细辛力有不及，所以再进十枣汤才缓解了。如果一上来就用十枣汤是不可以的，因为病人还有津液虚的问题。一个月之后，病情反复，再治依然是以十枣汤为主方，再以麻黄汤为主方加减善后，意在恢复循环和中焦气化功能，后来就没有再复发了。这个医案的曲折很有代表性，尤其是用了泻药的善后，在临证中很有参考价值。

（二）

佐景按：有名袁茂荣者，南京人，年四十四，以卖面为业，其面摊即设上海民国路方浜桥顺泰当铺前人行道旁。体素健，今年六月间忽病，缠绵床笫者达一月之久，更医已屡，迄未得效。胸闷异常，不能食，两旬不得大便，一身肌肉尽削，神疲不能起床。半月前，胯间又起跨马疽，红肿疼痛，不能转侧，至是有如千斤重量负系其间。自问病笃，无可为已。曰：有能与我峻剂剧药者，虽死无怨也。史君惠甫与茂荣居相近，怜其遇，慨然邀师诊。

师至按脉察证，曰：此易耳。不能食者，湿痰阻于上膈也；不大便者，燥矢结于大肠也。湿痰阻于上者，我有甘遂以逐之；燥矢结于下者，我有硝黄以扫之。一剂之后，大功可期，勿虑也。故师径用大陷胸汤如上载，但嘱服初煎一次已足。

茂荣以经营为生，性甚敏悟，虽不明医理，顾知此为剧药，必难下咽。因俟药汁稍凉，闭目凝睫，满欲一口而尽饮之。但药汁气味过烈，勉啜二口，辄不能续进，余其小半而罢。服后，呕出浓痰，且觉药力直趋腹部，振荡有声，腹痛随作，欲大便者三四次，卒无所下。至夜三鼓，腹痛更剧，乃下燥矢五六枚，随以溏粪。据云矢粪积于纸制香烟匣中，满二匣。余尝诘之曰：何不用便桶耶？曰：际此衰疲之时，尚有何能力起床耶？况家无长物，故权假烟匣作便桶耳。余为之莞尔。

翌早，茂荣一觉醒来，方入妙境。向之胸闷如窒者，今则渐趋清明；昨之腹痛如绞者，今则忽转敉平。而胯间之疽亦崩溃而脓出，重痛大除，盖内证愈而外疽无所附丽也。于是思食，能进粥一碗，喜悦之情无以复加，盖其与粥饭绝缘者已一月有余，不意得重逢时也。后溃疽由西医调治十日，即告收功，不劳吾师之再诊矣。

茂荣性情诚恳而言语滑稽，余与惠甫、崇景曾共访之，故知其病情稔。

（曹颖甫）

按：病为胯间有痈疽；辨证却是上焦有痰结，下焦有便秘，于是用大陷胸汤，甘遂和硝黄同用，上下扫荡。用药虽不涉外治，内证一除，外证也开始有了转机而向好。其中所寓正是经方治病之妙理。

（三）

苏州易某，以贩卖寄寓长沙。一日负货踵门，货售毕请曰：患病已一年，人莫之识，医药屡更，讫无一效。袒而示之背，云内有肉约一拳大，觉冷如冰，视之略无异形，按之不痛。余沉吟久之，意其必系寒痰凝结所致。《金匮》云"心下有留饮，其人背冷如掌大"是也。脉之弦，舌苔白滑。脉证相合，即以控涎丹与之，下痰涎极多而瘥。

（萧琢如）

按：控涎丹为甘遂、大戟、白芥子三味组成。

◎病溢饮者，当发其汗，大青龙汤主之；小青龙汤亦主之。

大青龙汤方

麻黄六两（去节）　桂枝二两（去皮）　甘草二两（炙）　杏仁四十个（去皮尖）　生姜三两（切）　大枣十二枚　石膏如鸡子大（碎）

上七味，以水九升，先煮麻黄，减二升，去上沫，内诸药，煮取三升，去滓，温服一升，取微似汗。汗多者，温粉粉之。

小青龙汤方

麻黄三两（去节）　芍药三两　五味子半升　干姜三两　甘草三两（炙）细辛三两　桂枝三两（去皮）　半夏半升（洗）

上八味，以水一斗，先煮麻黄减二升，去上沫，内诸药，煮取三升，去滓，温服一升。

溢饮是体表的水饮。大青龙汤、小青龙汤本是解表类的方剂，在这里用于祛表之水饮，由此可见，经方讲究的是势能，其势能是从表排病，自然是任何病都排，不限于表寒和表饮。

◎膈间支饮，其人喘满，心下痞坚，面色黧黑，其脉沉紧，得之数十日，医吐下之不愈，木防己汤主之。虚者即愈；实者三日复发，复与不愈者，宜木防己去石膏加茯苓芒硝汤主之。

木防己汤方

木防己三两　　石膏十二枚（鸡子大）　　桂枝二两　　人参四两

上四味，以水六升，煮取二升，分温再服。

木防己去石膏加茯苓芒硝汤方

木防己二两　　桂枝二两　　人参四两　　芒硝三合　　茯苓四两

上五味，以水六升，煮取二升，去滓，内芒硝，再微煎，分温再服，微利则愈。

这两个方子是治膈间支饮，膈间是比肺区稍下一点的区域。主证是"其人喘满，心下痞坚，面色黧黑，其脉沉紧"。"面色黧黑"瘀血证多见，"心下痞坚"是痞证，在这里却都指向饮结，何以见得？因为有明显的"喘满"反应，也就是肺区的胀大，所以是饮结。如果合参的证是消谷善饥、其人喜忘之类便是瘀血；合参呕、利、心下按痛之类则有可能是痞证。由此可见多证锁定答案的重要性。

木防己汤里的桂枝温煦司气化，水饮气化上行遇石膏之寒凉则凝结成水而下行，从小便排出。木防己这味药是开水道的。建中不用炙甘草和大枣，而用人参，有可能是因为中焦结滞严重，从"坚""黧黑""沉紧"就可以看出结滞之重，所以避用甘甜之缓。

说"虚者即愈"，"实者"会复发，这里明明就是实证，又何来虚之一说？从上下语境来看，可能指的是结滞的程度，结的程度轻的相对为虚。若结得严重的，复发后再用前方也不能愈，因为不用大黄芒硝类的药是下不干净的，所以后面有一个变化方，去石膏加茯苓和芒硝。去石膏是因为要用泻药从里来解，芒硝成了主导势能之药。用生石膏化水走小便的话，小便主要是与表相关的，这里去掉石膏正是示之以表里法度。

◎心下有支饮，其人苦冒眩，泽泻汤主之。

泽泻汤方

泽泻五两　　白术二两

上二味，以水二升，煮取一升，分温再服。

主证为头眩晕。白术上行司气化，泽泻下行开水道。这个方子的特别之处在于泽泻的剂量，远远大过白术。泽泻是淡渗下行药，加大下行力量可能是因为有冒眩。

◎支饮胸满者，厚朴大黄汤主之。

厚朴大黄汤方

厚朴一尺　　大黄六两　　枳实四枚

上三味，以水五升，煮取二升，分温再服。

组方是小承气汤的路线，证上却说为饮，且有胸满。胸满为病在上，上病下治似有不妥。在临证中有可能出现这种情况：下焦有实热，同时中上焦有水饮，表现为不想喝水，胸满，或舌头胖大水滑，用泻药将下焦的实热去了，就想喝水了，胸也不闷了，无须专门加祛湿药也能解决。这就可以提出一个问题：如果中焦水饮和便秘同样严重，何为大局？当然便秘是大局，因为表里排病出口的畅通对大循环的影响是更重要的。

◎支饮不得息，葶苈大枣泻肺汤主之。

"支饮不得息"，饮在肺这个区域，肺肿胀，造成呼吸有些不顺畅了，这种情况用葶苈大枣泻肺汤。这个方子前面讲过治肺痈，葶苈子这味药并不黏稠，水饮和痈脓都能管。

◎呕家本渴，渴者为欲解，今反不渴，心下有支饮故也，小半夏汤主之。

小半夏汤方

半夏一升　　生姜半斤

上二味，以水七升，煮取一升半，分温再服。

一般来讲有口渴是胃运行起来了，气化功能增强了，这是病向好的指征。当然这个渴是正常想喝水的渴，而非渴不欲饮，饮不解渴的水饮证之渴。呕吐之后如果渴，这是快好了，如果呕吐后反而不渴，这就有可能是心下有支饮，用小半夏汤。生姜和半夏这个组合在《伤寒论》里讲过是用于治呕的，这里又说能治水饮。生姜之辛热能气化水饮，半夏降水逆而下行，组合到一起自然能治水。从这里可以看出，用药用的是势能，只要势能相类似，能合上人体的需求，不同的药也能治好同样的病。

◎卒呕吐，心下痞，膈间有水，眩悸者，小半夏加茯苓汤主之。

小半夏加茯苓汤方

半夏一升　　生姜半斤　　茯苓三两

上三味，以水七升，煮取一升五合，分温再服。

小半夏汤再加一味茯苓，因为有眩和悸这样的上冒上冲证，气化的同时，加大下行力量。

◎腹满，口舌干燥，此肠间有水气，己椒苈黄丸主之。

第十二讲　痰饮咳嗽病脉证并治第十二

129

己椒苈黄丸方

防己　椒目　葶苈（熬）　大黄各一两

上四味，末之，蜜丸如梧子大，先食饮服一丸，日三服，稍增，口中有津液。渴者，加芒硝半两。

己椒苈黄丸治下焦之饮，腹水可归入这一类。"口舌干燥"是里饮常见的证，也是腹水常见的证，这种干燥是口腔缺津液，未必就想喝水。当然，这个逻辑不能反推，不能说有这个证就一定是水饮，更不等于有腹水。之前讲肺痈有一个"胸满口燥"的证；在第二十二讲温经汤的条文里有一个"唇口干燥"是主瘀血。其原理都是一个，下焦有瘀堵牵制了能量，上焦的末端便容易缺少津液。

这个方子里的防己、葶苈子和椒目是治水的，椒目是花椒里面那个黑色的籽。大黄通治中下焦之瘀堵。此方作丸剂是为了更能入下焦。

有一位肝衰竭腹水即将去世的病人，在去世的当天用这个方子做汤剂，喝下去不到15分钟，病人的大便就通了，排下来的水液几乎和喝下去的药是一样的颜色，可见胃气将绝，不能消化吸收了，但病人坐在马桶上说很舒服，说一排出来，口里就生津液了，之前嘴里干燥得难受。处理这种垂危病人常常会让我对中医药的作用产生更深的认识，只要按照正确的理路来，是完全可以维持一个病人基本的生存质量的，无须用插管切割之类的手段。这个病人就是用中药维持到最后，临终的当天也没有痛苦，能和家人说说笑笑，大便吐痰之类的行为都是自理。

还有一位老人是晚期胃癌，胃已经皮革化了，因为快要去世了，就被医院劝回家了。这个病很痛苦，吃也吐，喝水也吐，而且胃的问题是会连带整个身心都很痛苦的，家人不忍心看老人受罪，便来找中医。我当时也不敢贸然用峻药，于是下了个五苓散试试路，结果药一下去，老人就能喝水吃饭了，家属认为是奇迹，因为这个所谓的皮革胃医院没有办法。老人年事已高，久病求死，喝了几次药便不肯再喝，任家属怎么劝，只向壁而卧。几天后还是去世了，但去世之前一直能进饮食，走的当天还吃了一点面条。

◎假令瘦人，脐下有悸，吐涎沫而癫眩，此水也，五苓散主之。

五苓散方

泽泻一两一分　猪苓三分（去皮）　茯苓三分　白术三分　桂枝二分（去皮）

上五味，为末，白饮服方寸匕，日三服，多饮暖水，汗出愈。

水逆为五苓散之主治。水逆，就是有上逆反应的水饮证，如返水、吐水、眩冒、悸。

【历代名家医案范例】

一人病患咳嗽，发呕欲吐，头眩腹胀，小便不利。余意膀胱气机不降而返上，以五苓散倍桂，一剂便通，而诸症立失。（郑钦安）

按：此案头眩、小便不利之二证可定水饮证；欲呕和头眩为上逆，便可锁定五苓散方证。虽有腹胀，本着抓大局的原则抓大放小，不治腹胀而诸症得愈。

《外台》茯苓饮

治心胸中有停痰宿水，自吐出水后，心胸间虚，气满不能食。消痰气，令能食。

茯苓　人参　白术各三两　枳实二两　橘皮二两半　生姜四两

上六味，水六升，煮取一升八合，分温三服，如人行八九里，进之。

《外台》茯苓饮在这里是善后方，用于饮证自吐而解之后的余邪未尽，胃部虚弱不适，气满不能食。茯苓、白术祛水饮；枳实、橘皮消气满；生姜、人参健胃建中。这个方子后来演变成了健胃消食的套方。能成为套方经验方有的是因其驳杂，也就是什么情况都能套上一点。胃里的寒、水饮、气滞这个方子都能管。

◎咳家其脉弦，为有水，十枣汤主之。

夫有支饮家，咳烦，胸中痛者，不卒死，至一百日或一岁，宜十枣汤。

几个月，甚至一年的久咳，为饮结，已至胸痛的程度，用十枣汤。不能说久咳或胸痛就用十枣汤这样的峻剂，还要与脉象以及别的证来合参，一般来讲，脉为阳，有结痛才可以考虑用。

下面这几个方子讲的是以水饮为主因的咳嗽如何论治。

◎久咳数岁，其脉弱者可治；实大数者死。

从此条可以看出，如果邪盛，脉就会亢盛起来，这时候脉现诸如弦、紧、躁、疾、散、大，貌似强盛，实则是病邪在进；如果脉变得柔和从容，可能会显得弱一点，虽弱，是病邪在退。久咳几年，能量消耗了，脉弱是正常的，如果反而亢盛起来，恐有邪胜阳脱之虑，所以说会有死症。

◎其脉虚者，必苦冒，其人本有支饮在胸中故也，治属饮家。

咳逆倚息不得卧，小青龙汤主之。

青龙汤下已，多唾，口燥，寸脉沉，尺脉微，手足厥逆，气从小腹上冲胸咽，手足痹，其面翕热如醉状，因复下流阴股，小便难，时复冒者，与茯苓桂枝五味甘草汤，治其气冲。

桂苓五味甘草汤方

茯苓四两　桂枝四两（去皮）　甘草三两（炙）　五味子半升

上四味，以水八升，煮取三升，去滓，分三温服。

这是一个相对比较完整的医案。前方用的是小青龙汤治内有水饮之咳，冒和倚息不得卧可证其水饮。再诊，"寸脉沉"说明气血升不上去；"尺脉微"说明津液虚，有没有到阴证，应该还没有到，从方中没有附子和干姜便可反推出来。"多唾""口燥""小便难"这几个证合参是有水饮。同时还有气冲、厥逆、冒、面热这样的冲逆证，说明大循环运行不起来，不能达表则四肢冰凉，能量壅塞于上则头部眩冒而面热。这个方子桂枝用得多，先让大循环达表，再用五味子敛而下行，通利小便。用了茯苓，却没有用白术，因为中焦的痞满不明显，有桂枝司气化就够了。炙甘草建中补津液。

接下来是几个极其近似的方子：苓甘五味姜辛汤、桂苓五味甘草去桂加姜辛夏汤、苓甘五味加姜辛半夏杏仁汤、苓甘五味加姜辛半杏大黄汤。这些方子的用药主要是这几味：桂枝、茯苓、甘草、五味子、干姜、细辛、半夏、杏仁。这些药的作用无非是三个方面：祛饮、宣散和降逆。桂枝、细辛能宣散亦能祛饮；半夏能散结能降逆；杏仁是宣散的；茯苓祛饮；干姜温阳，因其温热，亦兼能祛饮和宣通；五味子敛而下，能降逆利水。这三种势能合在一起对治水饮引起的咳嗽有效。

◎冲气即低，而反更咳，胸满者，用桂苓五味甘草汤，去桂加干姜、细辛，以治其咳满。

苓甘五味姜辛汤方

茯苓四两　甘草三两　干姜三两　细辛三两　五味子半升

上五味，以水八升，煮取三升，去滓，温服半升，日三服。

服了前方，冲气的反应降下来了一些，咳嗽却加重了，同时有胸满，将桂枝去掉，加了干姜和细辛，说是治其咳满。细辛是宣通肺这个区域的，治咳常和干姜合用。干姜温中增强胃功能，要想治咳单是宣通还不够，还要增强能量。当然，前提是偏津液虚偏寒的咳嗽才有效。

◎咳满即止，而更复渴，冲气复发者，以细辛、干姜为热药也，服之当遂渴，而渴反止者，为支饮也。支饮者，法当冒，冒者必呕，呕者复内半夏，以去其水。

桂苓五味甘草去桂加姜辛夏汤方

茯苓四两　甘草二两　细辛二两　干姜二两　五味子　半夏各半升

上六味，以水八升，煮取三升，去滓，温服半升，日三服。

常规来讲，服用了细辛、干姜这样的热药当渴，如果反而不渴，那就说明有支饮。如果再有呕，可加半夏。

◎水去呕止，其人形肿者，加杏仁主之。其证应内麻黄，以其人遂痹，故不内之。若逆而内之者，必厥。所以然者，以其人血虚，麻黄发其阳故也。

苓甘五味加姜辛半夏杏仁汤方

茯苓四两　甘草三两　五味子半升　干姜三两　细辛三两　半夏半升　杏仁半升（去皮尖）

上七味，以水一斗，煮取三升，去滓，温服半升，日三服。

这里说"水去呕止"是指里水去了，但又发生表的浮肿，这时候应该加麻黄和杏仁向表宣散。病人有"痹"，也就是表虚的麻痹类反应，用麻黄会宣散太过，更增其表虚，所以不用麻黄。这种情况用干姜和甘草是可以的，温中补津液；细辛也可以用，细辛是一味从肺区向上宣散的药，其势能主要是留在肺里。麻黄没有明显的辛香，只有微微的麻涩味，主要是宣通从肺到体表的孔窍。

一般来讲，气味重的药，势能容易被肌体阻挡截留；气味轻，或者接近于无色无味的药，势能比较精微，则更能走到末端和细微的地方去，比如附子、麻黄、生石膏就是这样的药。

◎若面热如醉，此为胃热上冲熏其面，加大黄以利之。

苓甘五味加姜辛半杏大黄汤方

茯苓四两　甘草三两　五味子半升　干姜三两　细辛三两　半

夏半升　杏仁半升　大黄三两

上八味，以水一斗，煮取三升，去滓，温服半升，日三服。

"面热如醉"为兼有胃热，加大黄。

◎先渴后呕，为水停心下，此属饮家，小半夏加茯苓汤主之。

正常的渴是能饮水的，饮水则解。这里先渴，然后呕吐，而不是饮水则解。说是因为胃里有饮，用小半夏加茯苓汤。

【历代名家医案范例】

干咳咽痒一月多。始服止咳散加减，后服桑杏汤、麦门冬汤等加减，咳不但不减反而越来越重。近干咳、咽痒、口干、不思饮、嗳气、胸闷、大便溏稀日一二行，舌苔白厚腻，脉滑细。予苓甘五味姜辛夏汤加减。

茯苓四钱　细辛二钱　五味子四钱　半夏五钱　炙甘草二钱　陈皮五钱
生姜三钱　杏仁三钱　苦桔梗三钱　炙枇杷叶三钱

上药服一剂咳减，三剂咳即止。　　　　　　　　　　　　（胡希恕）

按：干咳咽痒就是阴虚致咳，就要滋阴，世上多是这一类的定法，效果如何，用过就知道，总之是验的时候少，不验的时候多。从虚实的角度来看，干咳是咽喉这个局部缺津液，口干不思饮是内有水饮，可以理解成咽喉为虚，内饮为实。中焦有水饮瘀堵，不能气化吸收，会不会导致上部缺津液而咽干，这当然是可能的，这就是因实致虚。去其实则循环通，津液自回，以祛饮为主方向而获速效。

◎厥阴之为病，消渴，气上冲心，心中疼热，饥而不欲食，食即吐，下之不肯止。

这一段和《伤寒论》里厥阴病的总纲类同，这是阴证且虚亢时人体的反应。这种情况是比较极端的，已经接近阴阳离决，也就是阳脱。如果没有这么严重的话就是下面说的这种情况。

◎寸口脉浮而迟，浮即为虚，迟即为劳，虚则卫气不足，劳则荣气竭。
跌阳脉浮而数，浮即为气，数即为消谷而大坚，气盛则溲数，溲数即坚，坚数相搏，即为消渴。
男子消渴，小便反多，以饮一斗，小便一斗，肾气丸主之。

寸口脉指腕部的脉。这里的"浮"当指中气不固敛之虚浮，所以称"浮即为虚"；脉迟也主虚损之象。后面说荣卫，所谓行于脉外为卫，行于脉内为荣，在《伤寒论》里则表述为津液和血液。

跌阳脉是足背部的脉，主要是候里。跌阳脉浮为气盛，数为有热。后面说气盛则小便多，也就是向外向表的气化太过所以小便多，里外为一体之循环，就算是跌阳脉也不可能只是反映里的情况。脉数为有热，胃口亢，小便又多，肠道里缺津液了，大便自然干结，还有可能发生消渴。消渴就是喝了也不吸收不解渴，甚至喝多少尿多少。这是由于脾胃弱，不能吸收水分，同时又有虚亢，所以水液就大量从小便排了出去。这种情况可随证考虑用肾气丸，方中既有生地黄、山药、山茱萸、茯苓、泽泻、牡丹皮之滋阴敛降，又有少量炮附子和桂枝增强吸收运化功能。

◎脉浮，小便不利，微热消渴者，宜利小便，发汗，五苓散主之。

渴欲饮水，水入则吐者，名曰水逆，五苓散主之。

此为典型的五苓散方证，从小便不利、消渴和吐水知之。此方证前文已有备述。

◎渴欲饮水不止者，文蛤散主之。

文蛤散方

文蛤五两

上一味，杵为散，以沸汤五合，和服方寸匕。

此方参考《大医至简——刘希彦解读伤寒论》第 141 条的注解。

◎淋之为病，小便如粟状，小腹弦急，痛引脐中。

趺阳脉数，胃中有热，即消谷引食，大便必坚，小便即数。

淋家不可发汗，发汗则必便血。

小便不利者，有水气，其人若渴，栝蒌瞿麦丸主之。

栝楼瞿麦丸方

栝楼根二两　茯苓三两　薯蓣三两　附子一枚（炮）　瞿麦一两

上五味，末之，炼蜜丸梧子大，饮服三丸，日三服；不知，增至七八丸，以小便利，腹中温为知。

这里讲淋证。经方医学的证是类证概念，比如目眩是少阳的证，那眼睛干、涩、痒、胀之类可不可以也算少阳的证？也是可以的。这里讲的淋证是一个笼统的概念，可以涵盖诸多小便系统的异常。条文中说的是小便像粟米一般呈颗粒状，以及引起小腹弦急痛这两种情况。

趺阳脉数主里有热，胃口亢盛，大便干硬，小便也多。小便多而清长，也就是颜色清而量大，热证多见，倒是阴寒证少见，不可不察。

说淋家不可发汗，有津液消耗的情况都不可以发汗，这是能量的大原则。如果强行发汗就会便血，因为津液丧失了，人体只能调动血来排邪了。下面这个方子适用的是偏阴的水饮型淋证。渴而小便不利为水饮，茯苓和瞿麦是利水的，瞿麦这味药和防己、泽泻、猪苓类似，是通利水道的；天花粉（栝楼根）和山药（薯蓣）补津液补虚；炮附子温阳。

如果只是津液虚或略有阳亢，可以用猪苓汤。猪苓汤有茯苓、泽泻、猪苓、滑石通利水道而清热；阿胶润滑滋阴。

如果是偏热的淋证或湿证，同时胃又弱，可以用到一个后世的方子：三仁汤。此方中有滑石、竹叶、通草清热利水通淋；有杏仁、半夏、薏苡仁宣散化浊；有白蔻仁之辛热，厚朴之苦燥运化中焦。

如果是偏阳热的淋证，就以滑石为主药，滑石寒滑通利，有很强的润滑性且清热，在利水道的同时，尤其擅长舒缓尿道的涩滞疼痛，以及排出结石。阿胶也能润滑排结石，但具滋养性，不适合大方向为阳热的证。在滑石和阿胶的基础上再佐以大黄、芒硝，下结石的力量更大。后世常用的金钱草、海金沙也有下结石的作用，但药效缓而杂，其润滑不如滑石、阿胶，攻破不如大黄、芒硝，利水不如防己、猪苓。组方用药无非是能量和势能，就像配钥匙一样，药的能量与势能和人体所需合上了，自然一下就能打开。

◎小便不利，蒲灰散主之；滑石白鱼散、茯苓戎盐汤并主之。

蒲灰散方

蒲灰七分　滑石三分

上二味，杵为散，饮服方寸匕，日三服。

大医至简——刘希彦解读金匮要略

滑石白鱼散方

滑石二分　　乱发二分（烧）　　白鱼二分

上三味，杵为散，饮服方寸匕，日三服。

茯苓戎盐汤方

茯苓半斤　　白术二两　　戎盐（弹丸大）一枚

上三味，先将茯苓、白术煎成，入戎盐，再煎，分温三服。

疑为后人录入的经验方，可参。

◎渴欲饮水，口干舌燥者，白虎加人参汤主之。

　脉浮，发热，渴欲饮水，小便不利者，猪苓汤主之。

猪苓汤方

猪苓（去皮）　　茯苓　　阿胶　　滑石　　泽泻各一两

上五味，以水四升，先煮四味，取二升，去滓，内胶烊消，温服七合，日三服。

以上方证《伤寒论》中已有备述。

◎师曰：病有风水、有皮水、有正水、有石水、有黄汗。风水，其脉自浮，外证骨节疼痛，恶风；皮水，其脉亦浮，外证胕肿，按之没指，不恶风，其腹如鼓，不渴，当发其汗；正水，其脉沉迟，外证自喘；石水，其脉自沉，外证腹满不喘；黄汗，其脉沉迟，身发热，胸满，四肢头面肿，久不愈，必致痈脓。

这一章有大量的论水病的文字，疑为后人增入，何以见得？其一，从《伤寒论》一贯的语境来看，几乎没有专门的理法论述，因为任何理法只要凿实了都是偏见，所谓一切定法皆非正法。医圣之法是用辨证系统，也可以说是用律法精神来认知问题，如同法院判案，靠的是全面的取证，全局互证以勘误，然后定案，而非依赖于局部的论证和结论。其二，诸如道经也好，佛经也好，都是去名相破名相的，道统本来如此，医圣之所以是医圣，很重要的一点正在于绝不轻易的立一个名相来扰乱世人的心目。此章的文字里名相太多：风水、皮水、正水、石水、黄汗；后边还有心水、肝水、肺水、脾水、肾水；若再加上前文还有痰饮、悬饮、溢饮、支饮等概念，不可谓不繁。其实照此书的一贯原则就看水在什么层面，在表在里，或是在诸如肺区、膈区的某个过渡层面，再看人体的能量处于何种状况，就能把问题弄清楚解决掉，名相多了反而容易引起误读。

这里的风水、皮水，与中风、伤寒相类，是以津液虚与不虚来区分的，所以说皮水可以用汗法来治疗,言下之意,风水不可汗。所谓正水当属中上焦之水饮。石水为腹中之水饮。黄汗亦属表水范畴,因水液气化代谢不通畅,淤积而黏稠,所以汗发黄。这种黄汗一般来讲比普通的汗更容易导致津血虚。

【历代名家医案范例】

韩某,女,41 岁,哈尔滨人。以肝硬化来门诊求治。其爱人是西医,检查详尽,诊断肝硬化已确信无疑。其人面色黧黑,胸胁串痛,肝脾大,腰骶痛重,行动困难,必有人扶持,苔白腻,脉沉细,黄疸指数、胆红质检查皆无异常,皮肤、巩膜无黄染。曾在当地多年服中西药不效,特来京求治。初因未注意黄汗,数予疏肝和血药不效。后见其衣领黄染,细问乃知其患病以来即不断汗出恶风,内衣每日重换,每日黄染。

遂以调和营卫,益气固表以止汗祛黄为法,予桂枝加黄芪汤治之:

桂枝三钱　白芍三钱　炙甘草二钱　生姜三钱　大枣四枚　生黄芪三钱

嘱其温服之,并饮热稀粥,盖被取微汗。

结果:上药服三剂,汗出身痛减,服六剂黄汗止,能自己行走,继依证治肝病乃逐渐恢复健康,返回原籍。二年后特来告之仍如常人。　　(胡希恕)

按:此案胡老先用疏肝和血药治疗没有效果。后世所谓疏肝药多为疏散香燥药,如柴胡、香附、木香、枳壳;和血药当为当归、地黄类去瘀血和所谓养血的药。胸胁串痛可以理解为气滞,面色黧黑是典型的瘀血证,从后世的理论来看,此类药都是对证的,却没有效果。

后细问才知道有汗出、恶风和黄汗。汗出恶风是桂枝汤证。不是说病人就没有气滞和瘀血,只是能量和表里大循环的问题不解决,单是去治血治气如何能撼动大局?此处所寓正是后世医学之积弊。黄汗严重,不断汗出,每天都把衣服染黄,本着抓大局的原则也是先处理黄汗。此原则习经方的也多忽略。

因有黄汗,加了黄芪,因为黄汗更容易致虚,黄芪是补表的。此方无所谓的治肝药,反而得以迅速扭转大局。

◎脉浮而洪,浮则为风,洪则为气,风气相搏,风强则为瘾疹,身体为

痒，痒为泄风，久为痂癞。气强则为水，难以俯仰。风气相击，身体
洪肿，汗出乃愈。恶风则虚，此为风水；不恶风者，小便通利，上焦
有寒，其口多涎，此为黄汗。

寸口脉沉滑者，中有水气，面目肿大，有热，名曰风水。视人之目窠
上微拥，如蚕新卧起状，其颈脉动，时时咳，按其手足上，陷而不起
者，风水。

这一段以脉论断，又有以局部现象论病之弊，多为难以印证之辞。比如
说黄汗之前有提到"不恶风者"，我们在前面的医案中就看到黄汗是可以恶
风的。存疑。

◎太阳病，脉浮而紧，法当骨节疼痛，反不疼，身体反重而酸，其人不
渴，汗出即愈，此为风水。恶寒者，此为极虚，发汗得之。渴而不恶
寒者，此为皮水，身肿而冷，状如周痹。胸中窒，不能食，反聚痛，
暮躁不得眠，此为黄汗，痛在骨节。咳而喘，不渴者，此为脾胀，其
状如肿，发汗即愈。然诸病此者，渴而下利，小便数者，皆不可发汗。

这一段以多证论病，较接近仲景的法度。大意讲的是表水可以用汗法来
治，但不可发汗太过，若造成恶寒和"极虚"，病反而不解。若有下利或小
便频数则不可发汗。

◎里水者，一身面目黄肿，其脉沉，小便不利，故令病水。假如小便自
利，此亡津液，故令渴也，越婢加术汤主之。

此条存疑。"面目黄肿"合"小便不利"为水在表，虽有脉沉，亦不可
断为里水，因为脉沉的原因很多，比如津虚或气滞也会脉沉。在辨病位上，
若脉和证不符，一般来讲以证来判断较准确；在辨阴阳上，若脉和证不符，
一般来讲以脉来判断较准确。

水在表是可以用越婢汤的；但小便过多，因津液丧失而口渴，这就不像
是有水饮证了，用此方似不妥当。这种情况若是阳热可以用白虎加人参汤，
若偏阴可以用八味肾气丸化裁。

◎趺阳脉当伏，今反紧，本自有寒，疝瘕，腹中痛，医反下之，下之即胸满短气。

趺阳脉当伏，今反数，本自有热，消谷，小便数，今反不利，此欲作水。

这里的脉"伏"当作调伏来理解，与后文对"伏"的解释似不统一，疑非出自一人之手笔。趺阳脉以平伏从容，且比人迎寸口脉小才是常态，如果发生紧脉，有可能是腹中有寒性的瘀阻，这种瘀阻当以温散治之，用泻药就会胸满短气。

如果趺阳脉数，那就是里有热，能吃易饿，小便应该也多，这样热有出口，如果小便不利，那就是要发水饮证了。

◎寸口脉浮而迟，浮脉则热，迟脉则潜，热潜相搏，名曰沉。趺阳脉浮而数，浮脉即热，数脉即止，热止相搏，名曰伏。沉伏相搏，名曰水。

沉则络脉虚，伏则小便难，虚难相搏，水走皮肤，即为水矣。

寸口脉弦而紧，弦则卫气不行，即恶寒，水不沾流，走于肠间。

少阴脉紧而沉，紧则为痛，沉则为水，小便即难。

这一段以脉论病，疑为后人增入，多单证凿实之词。慎参。

◎脉得诸沉，当责有水，身体肿重，水病脉出者，死。

脉沉有水饮的可能，但未必就一定是水饮。慎参。

身肿脉出者死，何为脉"出"？是否是暴大之意？如果单是浮出，甚至还更流利的话，有可能是病要解了。

◎夫水病人，目下有卧蚕，面目鲜泽，脉伏，其人消渴。病水腹大，小便不利，其脉沉绝者，有水，可下之。

这里说眼睛下面有卧蚕纹，也就是浮肿起来像蚕一样，且有"面目鲜泽"，也就是过于鲜亮像包着水一样，这都是水饮证。这里提到望诊，再补充几个证，面目浮肿，或舌头胖大、有齿痕且水滑，或说话含糊，或容易咬到舌头，这也有可能是水饮证。

说腹中的水饮可下，病在下用下法，这是说得过去的。又说"脉沉绝"用下法，此沉绝可是脉被闭住了，而非阴证？这也是有可能的，但很少见，且脉证必定不符，且尺脉沉取未必就弱，且可以参趺阳脉之强弱，且可参看舌象和神气，总之方法很多，未必就不能明辨。若是阴证的细弱之绝，是不可用下法的，当以温阳为先。

◎问曰：病下利后，渴饮水，小便不利，腹满因肿者，何也？答曰：此法当病水，若小便自利及汗出者，自当愈。

下利后渴欲饮水，但"小便不利，腹满"，且有身肿的现象，这说明大循环还没有通畅，容易转为水饮证。若小便通畅了，或汗出适度了，这就是要痊愈了。

◎心水者，其身重而少气，不得卧，烦而躁，其人阴肿。

肝水者，其腹大，不能自转侧，胁下腹痛，时时津液微生，小便续通。

肺水者，其身肿，小便难，时时鸭溏。

脾水者，其腹大，四肢苦重，津液不生，但苦少气，小便难。

肾水者，其腹大，脐肿腰痛，不得溺，阴下湿如牛鼻上汗，其足逆冷，面反瘦。

以上对于水证的论述涉及表水、里水、热证、寒证等概念，却统统归入五脏。存疑。

◎师曰：诸有水者，腰以下肿，当利小便；腰以上肿，当发汗乃愈。

病在上从上解，病在下从下解。

◎师曰：寸口脉沉而迟，沉则为水，迟则为寒，寒水相搏。趺阳脉伏，水谷不化，脾气衰则鹜溏，胃气衰则身肿。少阳脉卑，少阴脉细，男子则小便不利，妇人则经水不通。经为血，血不利则为水，名曰血分。

以脉与脏腑论病，多局部论证的凿实之词。虽有些经验之谈，慎参。

◎问曰：病者苦水，面目身体四肢皆肿，小便不利，脉之，不言水，反言胸中痛，气上冲咽，状如炙肉，当微咳喘。审如师言，其脉何类？

师曰：寸口脉沉而紧，沉为水，紧为寒，沉紧相搏，结在关元，始时尚微，年盛不觉，阳衰之后，营卫相干，阳损阴盛，结寒微动，肾气上冲，喉咽塞噎，胁下急痛。医以为留饮而大下之，气击不去，其病不除。后重吐之，胃家虚烦，咽燥欲饮水，小便不利，水谷不化，面目手足浮肿。又以葶苈丸下水，当时如小差，食饮过度，肿复如前，胸胁苦痛，象若奔豚，其水扬溢，则浮咳喘逆。当先攻击冲气，令止，乃治咳；咳止，其喘自差。先治新病，病当在后。

大意是："四肢皆肿，小便不利"是水在表。又问其脉，为沉紧，且胸痛气冲很明显。此气冲显然不是津液虚造成，合参是水饮造成。后文说是结在腹部关元处，又说年少气盛时还好，若阳气衰了，此结寒就出来作祟了。医生"大下"和"重吐"都不解，水结在下用下法，胸中有结滞用吐法，都不算误治，问题可能出在吐下的力量过大，病反而不解。再用葶苈丸下水，葶苈子这个药相对比较和缓，所以有一些效果，但因为病人饮食过度病又回来了。这个时候再来论治就要以其最明显的证气冲为先，气冲的问题也是关系能量大循环的问题。

此条所云的论治过程基本是合理的。

◎风水，脉浮身重，汗出恶风者，防己黄芪汤主之。腹痛加芍药。

风水恶风，一身悉肿，脉浮不渴，续自汗出，无大热，越婢汤主之。

越婢汤方

麻黄六两　石膏半斤　生姜三两　大枣十五枚　甘草二两

上五味，以水六升，先煮麻黄，去上沫，内诸药，煮取三升，分温三服。恶风者加附子一枚，炮；风水加术四两。

这两个方子都是前面讲过的。都是治表水，防己黄芪汤是汗出恶风明显，也就是水饮兼有表的津液虚，所用既有防己、白术利水，又有黄芪补表之津液，甘草、大枣、生姜建中。

越婢汤虽然也说有恶风，又说"自汗出"。《伤寒论》讲温病的条文里说过，这个自汗出是里面有能量要排出来，不是被动抗邪的出汗，是属于温病的范畴，所以后面说"无大热"，意思是有热，但热并不重。前后合参，这就是一种阳气亢盛的汗出多。这种亢盛的汗出会不会伴随恶风，也是有可能的，毕竟毛孔张开了，里面的能量又没有那么充足，所以用越婢汤，在建中补津液的同时，用生石膏凝气为水，以利水降亢祛湿。此条字字精微，理法周全，当为可靠的原文。

◎皮水为病，四肢肿，水气在皮肤中，四肢聂聂动者，防己茯苓汤主之。

防己茯苓汤方

防己三两　黄芪三两　桂枝三两　茯苓六两　甘草二两

上五味，以水六升，煮取二升，分温三服。

这里没有恶风这样的津液虚的证，也没有热亢，只是水气在皮肤中造成肿和聂动，称之为皮水。既有防己、桂枝开表之水道，疑有津虚，又有黄芪补表之津液，且重用茯苓以下行利水，三者兼而用之。

◎里水，越婢加术汤主之；甘草麻黄汤亦主之。
越婢加术汤方见上，于内加白术四两，又见脚气中。

甘草麻黄汤方

甘草二两　麻黄四两

上二味，以水五升，先煮麻黄，去上沫，内甘草，煮取三升，温服一升，重覆汗出，不汗，再服。慎风寒。

这两个方子擅治表水，加了白术则兼治里水。

◎水之为病，其脉沉小，属少阴；浮者为风，无水虚胀者，为气。水，发其汗即已。脉沉者，宜麻黄附子汤；浮者，宜杏子汤。

麻黄附子汤方

麻黄三两　甘草二两　附子一枚（炮）

上三味，以水七升，先煮麻黄，去上沫，内诸药，煮取二升半，温服八分，日三服。

杏子汤方未见，恐是麻黄杏仁甘草石膏汤。

这里讲的还是治表水，脉沉而小的为阴证，用的方子是治少阴的主方麻黄附子甘草汤的组方。脉浮，用麻杏石甘汤，这是治太阳温病的主方。可见经方无专病专方，所凭无非是能量和层面而已。

◎问曰：黄汗之为病，身体肿，发热汗出而渴，状如风水，汗沾衣，色正黄如蘗汁，脉自沉，何从得之？师曰：以汗出入水中浴，水从汗孔入得之，宜芪芍桂酒汤主之。

黄芪芍桂苦酒汤方

黄芪五两　芍药三两　桂枝三两

上三味，以苦酒一升，水七升，相和，煮取三升，温服一升，当心烦，服至六七日，乃解。若心烦不止者，以苦酒阻故也。

黄汗比正常的汗证更容易致虚，从条文中的脉沉，以及组方用药都可以看得出来。其组方重用黄芪五两补表，苦酒据考证有说是醋，既是酸敛，那就和芍药相类，也是敛聚能量的。

◎黄汗之病，两胫自冷；假令发热，此属历节。食已汗出，又身常暮盗汗出者，此劳气也。

胫冷、盗汗都是津虚之象。

◎若汗出已，反发热者，久久其身必甲错；发热不止者，必生恶疮。

若汗出后再发热，便会肌肤甲错。这个甲错不能做内有瘀堵来理解，甲错本身只是体表失去津液滋养，多因里有瘀堵导致，但这里应该是表虚所致。若持续发热，也就是体表持续温度高，就有可能形成恶疮。

◎若身重，汗出已辄轻者，久久必身瞤，瞤即胸中痛。又从腰以上必汗出，下无汗，腰髋弛痛，如有物在皮中状，剧者不能食，身疼重，烦躁，小便不利，此为黄汗，桂枝加黄芪汤主之。

桂枝加黄芪汤方

桂枝三两　芍药三两　甘草二两　生姜三两　大枣十二枚　黄芪二两

上六味，以水八升，煮取三升，温服一升，须臾饮热稀粥一升余，以助药力，温服取微汗；若不汗，更服。

身体重，出汗后便感觉减轻，说明体表有水湿。肌肤里面会瞤动，同时还会胸中痛，这种情况水湿和津液虚都有可能造成。这两种情况也可能同时存在，水湿为人体不能气化吸收的津液，于是同时有津液虚。

又说腰以上有汗，腰以下无汗，且有弛懈之痛，这也指向津液虚的证，或曰痉病。像有东西在皮肤里，这是水湿往外排的反应。后面的小便不利为水湿之典型证。主证黄汗既是富含养分的废水之囤积，又同时为津液虚之象。综上所述，用桂枝加黄芪汤是对证的，能量循环正常了，水湿也就自化了，黄汗也就止了。

◎师曰：寸口脉迟而涩，迟则为寒，涩为血不足。趺阳脉微而迟，微则为气，迟则为寒。寒气不足，则手足逆冷；手足逆冷，则荣卫不利；荣卫不利，则腹满胁鸣相逐；气转膀胱，荣卫俱劳；阳气不通即身冷，阴气不通即骨疼；阳前通则恶寒，阴前通则痹不仁；阴阳相得，其气乃行，大气一转，其气乃散；实则失气，虚则遗尿，名曰气分。

这一段讲的是阴阳荣卫的问题，也可以理解为能量和大循环不通引起的表里证，比如"腹满胁鸣""身冷""骨疼""失气""遗尿"。

◎气分，心下坚，大如盘，边如旋杯，水饮所作，桂枝去芍药加麻辛附子汤主之。

桂枝去芍药加麻黄细辛附子汤方

桂枝三两　生姜三两　　甘草二两　　大枣十二枚　　麻黄二两　　细辛二两　附子一枚（炮）

上七味，以水七升，煮麻黄，去上沫，内诸药，煮取二升，分温三服，当汗出，如虫行皮中，即愈。

"气分"出现问题，且同时产生"心下坚，大如盘，边如旋盘"这种心下的痞结情况，无论是本着抓大局的原则，还是先表后里的原则，自然是先治"气分"，也就是先治大的层面，再治局部的瘀堵，所以用这个方子。方中的细辛开散中上焦痞结。

◎心下坚，大如盘，边如旋盘，水饮所作，枳术汤主之。

枳术汤方

枳实七枚　　白术二两

上二味，以水五升，煮取三升，分温三服，腹中软，即当散也。

这些条文经过历代后人的拾遗增缀，文字未必完。这一条和上一条基本一样，方子却不同。根据方子来反推，这里应该就是单纯的痞结。所谓"心下坚，大如盘，边如旋盘"，意思是会摸到一个包块，多在中下焦的空腔区域，比如胃区和腹腔，和常规的痞结不一样，摸起来圆而软，不硬也不痛，就像一个圆圆的杯子或盘子在里面。这种情况和典型的痞结没有本质的区别，只是痞结物的密度和寒热问题，结得紧密的和局部热量高的，更容易发生诸如痛、硬、满的反应。所谓"水饮所作"，意思是为水饮所结，没有痰和痈脓那么致密。

用的方子是枳术汤。枳实气烈能破结滞，白术气厚能化水饮。同样的痞结，如果有按痛硬满的反应，那就用大小陷胸汤，里面有黄连、栝楼实、大黄、芒硝、甘遂，这些药开破的力量要大得多。经方用药无非是根据能量和层面选择相匹配的工具。有了大局观的排证理法，加上工具化的用药思维，临证是能达到很高的治愈率的，十愈八九也不是什么难事，不需要学很多年，所谓"三年期满皆能行道救人"，真正的神奇往往就是平凡无奇。

有一个脑瘤做过手术切除的病人，术后身体一直恢复不好，羸弱不堪，又在腹部摸到了一个肿块，就是这种"旋杯"。病人思想负担很重，不敢也不愿再去医院。辨证下来，大的层面是大青龙汤证，以不出汗和容易烦躁为主证；且皮肤白暗而枯槁，脉象弦紧，而非阴证，为里有瘀阻。我给他开了大青龙汤合枳术汤，服用了一段时间，气力大大增强了，能爬山了，腹部的包块也消失了。

附方　《外台》防己黄芪汤

◎治风水，脉浮为在表，其人或头汗出，表无他病，病者但下重，从腰以上为和，腰以下当肿及阴，难以屈伸。

风水在表，腰以下肿胀。至于难以屈伸，若非关节肿胀，便是津液虚造成。用防己黄芪汤。可参。

◎寸口脉浮而缓，浮则为风，缓则为痹，痹非中风，四肢苦烦，脾色必黄，瘀热以行。

这里讲的浮脉为风；缓脉，从条文中的解释来看，指的是人体瘀滞不通的状况。这种浮缓之脉在《伤寒论》中是太阳中风的典型脉，这里特意指出不是中风，而是一种有瘀热而体表发黄的现象，其实也很好理解，脉象所主是一种能量状态，这种状态引发的后果可以有多种。这种瘀热严重的话就是黄疸。

◎趺阳脉紧而数，数则为热，热则消谷，紧则为寒，食即为满。尺脉浮为伤肾，趺阳脉紧为伤脾。风寒相搏，食谷即眩，谷气不消，胃中苦浊，浊气下流，小便不通，阴被其寒，热流膀胱，身体尽黄，名曰谷疸。

趺阳脉候里，脉数是有热，所以胃口特别亢盛，吃了又饿。脉紧为寒。紧的状态可以涵盖多种原因，寒只是其中一种，这里的脉象已经说是有热象了，这个寒就存疑了。紧脉和弦脉相类似，亦主瘀滞，所以后面说是食满。

将区域凿实到脾和肾，似后世医家之声口。

里有瘀滞之浊，欲下行于水道排出，小便又不通，这就有可能发黄疸，身体里的富养津液排不出去，自然会发黄。如果是由于肠道里的瘀滞引起的，称为谷疸。

◎额上黑，微汗出，手足中热，薄暮即发，膀胱急，小便自利，名曰女
劳疸；腹如水状不治。

心中懊憹而热，不能食，时欲吐，名曰酒疸。

如果黄疸病人的脸上有发黑的迹象，哪怕只是额头黑，这叫黑疸，这就
很严重了。如果只是膀胱有点满急，或尿急，小便基本上还是通的，说明不
是以湿热为主引起的，而是以瘀血为主引起的黄疸，面上黧黑是瘀血的证候。
手足热，傍晚发病，这亦是内有瘀阻的证候。"腹如水状"在这里应该是指
腹水，所以条文里说"不治"，黄疸加上腹水是很难治的，大病到了末期常
有这种状况，如果是黑疸加上腹水，那就更难治了。

后面说酒疸，顾名思义是喝酒引起的黄疸，酒是助湿热的，也伤胃，所
以郁烦发热，不食而欲吐。

◎阳明病，脉迟者，食难用饱，饱则发烦头眩，小便必难，此欲作谷疸。
虽下之，腹满如故，所以然者，脉迟故也。

脉迟主瘀滞，亦主津血虚少。胃口不好，很容易饱，稍微多吃一点就心
烦和头眩，这是里有瘀阻。关于肠道的实证，可以更宽泛，便秘和热泻只是
其中典型和严重的，诸如容易烦热，多梦话，面垢面糙肉横，舌糙苔厚，手
足或干或汗或热，午后犯困，嗜睡乏力，气粗气急，腹部或胀或硬或烫，腹
部动脉跳动强烈，屁多便热，右寸或大或盛，这些都是肠道有瘀阻的证，未
必就一定要有明显的便秘。有时候虽然每天都有大便，也有可能是通而不畅
不净。如果再有小便不利，不能从小便解热，而发生黄疸，这种就叫谷疸。

如果用了泻药后腹部还是胀满，这是由于脉迟的缘故，也就是津血不够，
下之后伤了津血，人体不能向下运化，又会发生胀满。所以治便秘最重要的
是把握能量，有时候是需要合用建中药、滋阴药，甚至扶阳药，其分寸和配
比掌握得越准确，人体重新走上自行协调的轨道就越快，预后就越好，不然
会一直依赖泻药。这种分寸必须在临证上细致体证，方能得心应手。

◎夫病酒黄疸，必小便不利，其候心中热，足下热，是其证也。

酒黄疸者，或无热，靖言了了，腹满欲吐，鼻燥。其脉浮者，先吐之；沉弦者，先下之。

酒疸，心中热，欲呕者，吐之愈。

酒疸下之，久久为黑疸，目青面黑，心中如啖蒜齑状，大便正黑，皮肤爪之不仁，其脉浮弱，虽黑微黄，故知之。

师曰：病黄疸，发热烦喘，胸满口燥者，以病发时，火劫其汗，两热所得。然黄家所得，从湿得之。一身尽发热而黄，肚热，热在里，当下之。

脉沉，渴欲饮水，小便不利者，皆发黄。

腹满，舌痿黄，躁不得睡，属黄家。

黄疸之病，当以十八日为期，治之十日以上差，反极为难治。

疸而渴者，其疸难治；疸而不渴者，其疸可治。发于阴部，其人必呕；阳部，其人振寒而发热也。

在黄疸的前面加了很多名相：酒疸、谷疸、女劳疸等，回到本质来看，黄疸主要是由于水湿排不出去所致，不然不会津液淤积而发黄。至于热，有的时候会重一点，茵陈蒿汤证便是；有的时候也不明显，茵陈五苓散证便是。如果合并有瘀血就容易导致黑疸；如果是失精家，也就是津血虚甚的，那就是女劳疸；少数情况下，阴证也会发黄疸。说黄疸加腹水难治，无非是里外的水液代谢功能都已经丧失，这就是人体接近崩盘的征兆了。临证宜抛开这些名相，回到实质，按照当下的阴阳表里寒热虚实来解决就好。

治黄疸的主思路是利水，小便利了，说明人体整个的水液代谢循环起来了，黄疸自然就退了。所以治黄疸的药很多，只要能利水的，随证都有可能起到退黄的作用，比如以苦降为主的黄芩、黄连、黄柏、大黄、苦参、龙胆草；以淡渗凉散为主的茵陈蒿、栀子、白花蛇舌草、半枝莲、夏枯草、连翘。广东人喝的凉茶，里面的药材多数都有利水退黄的作用。

◎谷疸之为病，寒热不食，食即头眩，心胸不安，久久发黄，为谷疸，茵陈蒿汤主之。

茵陈蒿汤方

茵陈蒿六两　栀子十四枚　大黄二两

上三味，以水一斗，先煮茵陈，减六升，内二味，煮取三升，去滓，分温三服。小便当利，尿如皂角汁状，色正赤，一宿腹减，黄从小便去也。

这个方子在《伤寒论》里学过。从证上来看，不想吃饭，吃下去就头眩，且食后心胸部燥烦不安，这是里有瘀堵。如果时间长了发生黄疸，这就是谷疸。

此方可参考《大医至简——刘希彦解读伤寒论》。

◎黄家日晡所发热，而反恶寒，此为女劳得之。膀胱急，少腹满，身尽黄，额上黑，足下热，因作黑疸。其腹胀如水状，大便必黑，时溏，此女劳之病，非水也。腹满者难治。硝石矾石散主之。

硝石矾石散方

硝石、矾石（烧）等分

上二味，为散，以大麦粥汁，和服方寸匕，日三服。病随大小便去，小便正黄，大便正黑，是候也。

这里所谓的日晡的时候发热，同时又恶寒，为一种里有瘀堵和津液虚同时具备的症状，常为既感觉燥热，又不能脱衣或吹风，甚至是穿上又热，脱了又冷。这种情况在睡前也很明显，盖上被子热，掀了被子又冷。说这是房事过度引起的，不但房事过度，饮食、烦恼、忧思、操劳过度了都会引起瘀血，即所谓食伤、忧伤、劳伤、饮伤、房室伤。

下面说如果发生黑疸，同时又"腹满"，说是难治，有可能指的是腹水的满。为什么说这个腹满指的是腹水，因为中间的一段说腹胀如有水，而不是真正有水的情况，自然后面指的就是真正有水的情况，文言过于简洁，常有此文法。这种像腹中有水，而不是真的有水，而且大便颜色黑，这是瘀血引起的腹胀，而非真正腹水的胀满，又说这种证候常由房事过多引起。

为什么这里用硝石矾石散来治黑疸，因为里面的结滞很严重，不是一点水饮之结那么简单的了。这两味药酸咸苦，属于矿物类的药，破的力量大。有一个晚期肝衰竭，且黑疸加腹水的病人，普通的退黄药不起作用了，我用这两味药，退黄和消腹水的作用都很明显。当然，随证有可能还要配合其他的药物一起用，这只是一个经验方而已。

◎黄疸病，茵陈五苓散主之。

茵陈五苓散方

茵陈蒿末十分　　五苓散五分

上二物和，先食饮方寸匕，日三服。

这个方很简单，茵陈利水祛黄，五苓散祛水饮。黄疸病一般来讲偏阳热的多，偏阴寒的比较少。如果热不明显的，就可以考虑用茵陈五苓散；略有津虚而寒的，可以考虑用桂枝汤加茵陈。不排除也有再加炮附子的可能，前面说的偏阴证的重症晚期病人即是。

异常的出血是血证的一大类，比如吐血、便血、衄血、漏血等。这一类血证什么情况下容易有，比如久病之人，年老的病人，或是忧思劳倦的妇女。从人体来讲，津液虚少的时候就要动用血液来排邪。所谓瘀血其实是人体动用血液排邪后囤积于肌体中的废血。大黄䗪虫丸条文中说的是因为食伤、忧伤、饮伤、房室伤、饥伤、劳伤、经络营卫伤，也就是说一切行为过度了都能造成瘀血。

动血排邪有三种情况比较常见：

第一种情况是急性的津液不足，比如小孩子玩闹之后容易出鼻血，小时候只要大扫除就会有出鼻血的小孩，因为运动流失了汗液，在户外又容易招风寒，这时候人体调动津液从体表排邪而不及，那就只能通过出鼻血的方式来排邪了。一般来讲，小孩出了鼻血一场感冒也就躲过去了。

第二种情况是慢性的津液不足，比如久病久虚之人，或老人容易动血排邪。中医里的活血药同时也是止血药，比如当归、川芎、三七，为什么又能够止血？如果只从表面的逻辑上来讲是讲不通的，必须回到人体，人体之所以一直动血可以理解为血液的能量不够，不能将邪顺畅地排出，就像汗的能量不够，汗出了邪也不退，须用桂枝汤先补能量再达表排邪一样。当归、川芎辛热油厚，能给血以能量，排邪力量自然加强。邪去则人体自然会止血，非主观所能左右，这和桂枝汤止汗是一个道理。所以只从用途上说方药是不究竟的，方药其实没有所谓的止汗发汗、止咳止血这样的功效，它不能代替大脑发号施令，所谓药效是治理好人体的能量与排病渠道之后，人体自己产生的本能反应而已。

第三种情况，阴虚阳亢的出血用滋养性的凉血药，如生地黄、阿胶、白薇、玄参、白茅根之类。

◎寸口脉动而弱，动即为惊，弱则为悸。

这里的"动"脉当是躁动的意思，所以说脉动的人容易惊，也就是能量不稳定，一点小事就容易惊发不安。脉弱则容易心悸。

◎师曰：尺脉浮，目睛晕黄，衄未止；晕黄去，目睛慧了，知衄今止。

这里讲眼睛发黄和衄血（指头面部孔窍的异常出血）的关系。眼睛发黄是黄疸的范畴，也可以理解为向表的水液循环不顺畅，表不能排病则衄；黄去了，眼睛清朗了，循环通畅了，衄血也就止了。

◎又曰：从春至夏衄者太阳，从秋至冬衄者阳明。

春夏人体的气机更偏向于外开外散，秋冬偏向于内收内敛，所以说春夏的衄血是太阳的范畴，秋冬的衄血是阳明的范畴。这只是经验之谈，临证未必尽然如此。

◎衄家不可汗，汗必额上陷，脉紧急，直视不能眴，不得眠。

津与血本是一体，行于脉内为血，溢散于脉外为津。衄血者等同于失了津液，所以说不可汗。若发汗，额上会下陷，眼睛直视不能转动，不能入睡，这都是津血大虚的现象。

◎病人面无色，无寒热，脉沉弦者，衄；浮弱，手按之绝者，下血；烦咳者，必吐血。

夫吐血，咳逆上气，其脉数而有热，不得卧者，死。

夫酒客咳者，必致吐血，此因极饮过度所致也。

经验之谈，慎参。

◎寸口脉弦而大，弦则为减，大则为芤，减则为寒，芤则为虚，寒虚相
击，此名为革，妇人则半产漏下，男子则亡血。

亡血不可发其表，汗出则寒慄而振。

脉弦多为有瘀滞；这里的减，据条文中的解释可以作为寒来理解，那就
是有寒瘀。所谓大脉就是外大里虚之脉，如果虚到应指而空，如捻葱叶的程
度就是芤脉。外面弦紧大，里面空，这就是革脉，如皮革绷在鼓上一般的外
硬里空。这种革脉如果是在妇人身上，有可能是流产了；如果是在男子身上，
则有可能是失血过多。

亡血的人不能发汗，汗出就会出现严重的寒颤现象。

◎病人胸满，唇痿舌青，口燥，但欲漱水不欲咽，无寒热，脉微大来迟，
腹不满，其人言我满，为有瘀血。

病者如热状，烦满，口干燥而渴，其脉反无热，此为阴伏，是瘀血也，
当下之。

“胸满”是上焦不通，那是什么导致的上焦不通？往下看，嘴唇枯萎无
华，舌头是发青的，口里感到干燥却不想喝水，这几点都可以理解为中下焦
有瘀堵以导致津液不能上达。再进一步辨证，是什么瘀堵？口燥不想喝水有
可能是水饮证。再参看其他证，从舌相上来看，是发青，而非水滑胖大有齿
痕，那就不像是有水饮了。

再往下看，有腹满，腹满有可能是肠道里的食瘀，又说这是一种主观感
觉上的满，而其实是不满。从操作上来讲，这个“不满”的结论当是医生从
腹部按诊得出来的，那就不大可能是肠道的瘀阻，而瘀血结于下焦的可能性
就大了。再来看脉，脉虽微，却又大，这是有邪气的亢盛，且有迟重，这也
是瘀滞难行之相。嘴唇不渴而干萎，唇舌发青或发暗的情况，瘀血多见。多

证互证，断为瘀血。

又说病人感觉有热，心烦而气胀满，口燥渴，脉象却没有热象，说这是阴伏，也就是阴血的层面有伏邪而致亢，在这里为瘀血，所以说"当下之"。

这一段证全理备，条理畅达，当为可靠的条文。

这一条有提到看舌相，这是望诊的范畴。严格意义上，于取脉和问证之外，不限于望诊，诸如听声音，闻气味，触按身体等方法都是很重要的取证手段。

所谓"上士听音，中士望气，下士看相"，听音很重要，亦能精微。这里大致说一说：声音和脉象一样，以中正从容为上。声亢而浅者，气盛于上；声弱而沉者，气陷于下；声音诸如空、哑、嘎、陷，且下无支托者，有隐疾重疾；声浊者身浊，声清者身清；声浅散则神气散，声深聚则神气聚。

望气主要是看一个病人整体的神气，先感知环绕于病人身体周围的场能和光感；次落实到病人的身体，以目中的神气和印堂额部的神气为要。光润朗敛者为吉，晦暗散滞者为凶。面色趋向明朗者，病向好；面色趋向晦暗者，病加重。再看病人全身的气机分布，浮亮不定者，气机涣散于外；黯重灰敛者，气机淤滞于内。又可参看病人的表情步态来判断上下里外之气机格局，面色紧胀浮烦或胸高昂者多为上盛；足下虚浮不稳或步拖沓者多为下虚。通过对病人整体的观察，便可对能量格局以及有没有瘀堵有个大概的认知。至于是何种瘀堵，望诊和取证都可以辨得很细致，可互参。

看舌头很常用也很重要。舌尖红与不红，苔厚苔薄不是阴阳寒热最重要的判断标准，整个舌体的状态更重要，粗糙饱满者为阳为热，浮白幼嫩者为阴为寒；水滑胖大者为水饮；青暗瘀斑者为瘀血。辨舌苔亦以粗糙饱满为阳热，浮滑弱嫩者为阴寒，厚薄黄白次之，不可一味执着于厚薄黄白。

再有循经查体，嗅气闻味等法门，在此不能一一备述。只要肯去观察和总结，病人见多了自然就能有这些感知。总之取证的范围是可以很宽广的。取证对于经方医学很关键，因为任何单一现象都具有迷惑性，也可以理解为多重指向性。经方医学之所以准确度高，靠的不是某个具体的方法和经验，而是靠法度谨严的辨证系统，多证互参以辨真伪，宏观分析以取大局。

◎火邪者，桂枝去芍药加蜀漆牡蛎龙骨救逆汤主之。

桂枝救逆汤方

桂枝三两（去皮）　甘草二两（炙）　生姜三两　牡蛎五两（熬）　龙骨四两　大枣十二枚　蜀漆三两（洗去腥）

上为末，以水一斗二升，先煮蜀漆，减二升，内诸药，煮取三升，去滓，温服一升。

◎心下悸者，半夏麻黄丸主之。

半夏麻黄丸方

半夏　麻黄等分

上二味，末之，炼蜜和丸小豆大，饮服三九，日三服。

这一章的题目是"惊悸吐衄下血胸满瘀血病脉证治"，但是胸满瘀血没有出方子，瘀血证在后面的妇人病章有详细的论述。关于惊悸出了两个方子，桂枝救逆汤这个方子是治津液虚兼有亢躁造成的惊悸，以桂枝汤为主方化裁，加上了龙骨牡蛎类的镇敛药。所谓火邪，当是由火邪造成此病，虽是受火，证上不是以热为大局，而是以津虚为大局，方是此治；若是以热为大局，则不可用生姜、桂枝类的药，就连龙骨、牡蛎、炙甘草、大枣也要慎用，毕竟或收或甘或温。

半夏降逆，麻黄宣通，说是治心下悸，也不能说不可能，只是无脉证可参。

◎吐血不止者，柏叶汤主之。

柏叶汤方

柏叶　干姜各三两　艾三把

上三味，以水五升，取马通汁一升，合煮，取一升，分温再服。

柏叶有辛凉之稠香，因其气厚，所以入血。艾叶辛香、沉厚、微苦，也主要是入血。这两味药都是通过加强血的运行能力来驱邪，寒热的属性都不明显，有说柏叶偏寒，艾叶偏温，这个偏差其实并不大，跟真正的寒热药在一起配合使用的时候可以忽略。方子里加了干姜，这就有了热性势能；若合上石膏、芩连类的药自然也就是寒性势能。

马通汁是马屎搅汁，据说是治血漏的，未经试用，便下之物按常理来讲当具往下祛瘀之效。

◎下血，先便后血，此远血也，黄土汤主之。

黄土汤方

亦主吐血、衄血。

甘草 干地黄 白术 附子（炮） 阿胶 黄芩各三两 灶中黄土半斤

上七味，以水八升，煮取三升，分温二服。

黄土汤这个方子，若归入六经的话，属于厥阴方，因为有炮附子温阳，又有黄芩、地黄、阿胶这样或寒性或滋阴的药。人体能动血排邪究其实是一种亢相，若为阴证，则有虚阳浮越之可能，这就可以考虑寒热并进的组方路线。方中的干地黄和阿胶既滋养阴液，又有祛瘀血之效，为一举两得。

所谓先便后血的"远血"，是指肠道深层的潜血，有可能是经由肠道排的瘀血，当为深暗色；后面讲的先血后便的"近血"是直肠肛门这样的浅层排出的血，有的是肛裂或痔瘘造成的鲜血或脓血。

灶中黄土是增强中焦势能的，也叫伏龙肝，是农村柴灶灶膛中间的黄土，天天被火烧，所有不稳定的物质都已经被焚炼走了，剩下的物质极具稳定能量。灶中黄土煎成水，沉淀下来是无色无味的清水，一团沉敛的清阳之气，因其无形，所以能迅速渗透到中下焦，喝下去能感觉到中下焦的能量迅速聚敛了起来，再缓缓地化生而上。合上炙甘草和白术，更增强了中焦的能量。中土脾胃的能量足了，虚浮之阳热就能够被敛藏住，所以对虚证的出血和浮火很有效果。所以说不要总想着止血，如果人体还需要动血排邪不是你想止就止得住的，若真止住了，留邪于内就更麻烦了。黄土汤这个方子以建中扶阳为主，增强血液能量以驱邪，且清热滋阴以降亢，再加灶中黄土固中镇敛，则血止而无留邪之弊。

无色无味且能镇敛下行的药还有一味紫石英，也是能将能量聚敛于下焦的。相比而言，赤石脂之血红浓稠，磁石之黑沉浑浊，代赭石之赤烈破降，虽然都具敛下之性，因其有色有味，下行容易被有形物质所阻挡，且清阳之气不足，不像灶中黄土和紫石英周行无碍，且能升起人体的清阳之气。此二药妙不可言，不仅能治虚浮妄动，且擅驱无形之邪，惜今人识之者少。

◎下血，先血后便，此近血也，赤小豆当归散主之。

赤小豆当归散所治就是所谓的近血。方中赤小豆是排脓药，当归是祛瘀血药。注意这个方子的剂型为散剂。这里的赤小豆是暴了芽的，赤小豆半发芽之后再晒干，杵为散。

◎心气不足，吐血，衄血，泻心汤主之。

泻心汤方

亦治霍乱。

大黄二两　黄连一两　黄芩一两

上三味，以水三升，煮取一升，顿服之。

如果病人是因为有热，阳热亢于上而造成的上部出血，也就是吐血和衄血，那把上部的热降下来就好了。这三味药都是寒降之药，黄连和黄芩苦寒，大黄不苦，但下行势能更强，能通泻。为什么这里有热却不用生石膏？生石膏当然是解热之正治药，如果主要是血这个层面的热，这三种药比生石膏味厚，更能入血降亢。如果兼有表和肺胃之热，加生石膏更适宜；如果是阴虚阳亢，可加麦冬、生地黄类滋阴药。

本章论述呕、吐、哕和下利的治疗。明朝张烈在《正字通》里说"有物无声曰吐，有声无物曰哕，有声有物曰呕"。经方的证是类证概念，常规下也不需要分这么仔细，无非都是人体要从上来排邪，通称呕吐就好了。

关于呕吐已经讲过很多，散见于之前的章节。呕吐是一个单一证，它的指向性也不强，什么病都可能有呕吐：太阳病呕吐，少阳病呕吐，阳明病呕吐；阳证有呕吐，阴证也有呕吐。还是要多证来断，比如心烦加喜呕，就是少阳病柴胡汤证；汗出恶风而欲呕，指向太阳证桂枝汤。既然如此，也就不存在什么专门治呕的药，最多只是对治胃这个局部的经验方而已，还是要回到整体论治才能疗效高。

◎夫呕家有痈脓，不可治呕，脓尽自愈。

此条的意思是痈脓已伤津液，不可再行呕吐之法更伤津液。临证时还是要具体情况具体对待，若痈脓是阳热造成的，非但可以行呕吐之法，亦可行通下之法。

先呕却渴者，此为欲解。先渴却呕者，为水停心下，此属饮家。

呕家本渴，今反不渴者，以心下有支饮故也，此属支饮。

口渴，想喝水，喝下去也解渴是病向好的指征之一，表示中焦功能在回复，中焦的功能是大循环的关键。非但水饮阴寒证，温热病也常有不想喝水的，为胃中浊腻闷阻所致，比如承气汤证，大便通了，人体循环起来了，反而想喝水了。呕吐也一样，呕吐之后，感觉想喝水了，胃气在回复，病快要解了；如果感觉到渴，却又不想喝水，只是想呕，这是有水饮在胃里面，是水液不气化造成的渴。

又说呕吐后应该想喝水，却不渴，为心下之支饮。

◎**问曰：病人脉数，数为热，当消谷引食，而反吐者，何也？师曰：以发其汗，令阳微，膈气虚，脉乃数。数为客热，不能消谷，胃中虚冷故也。**

脉数为有热，有热当胃口好，但是反而呕吐，说明胃中有可能是虚冷的。这是因为发汗致津液虚，津液虚致中焦不运而常有烦躁，也就是浮游之虚火，所以脉数。这种脉数往往沉取不会太实；如果偏实、盛、滑之象，不管想不想吃饭，都应当凭此大局作阳热证处理才能奏效。

中焦脾胃的功能对于临证是很关键的，胃口好不好，吃了能不能消化，饮水正不正常都要问仔细。

临证之时的重点是不可偏信，胃有热也有不想吃饭的；胃弱，甚至是临终胃气将绝之人，也有很能吃的，所以取证要全，再比对分析，寻求真相。且不可草木皆兵，什么都管，要遵从大局寻求解决，大局是阳热，哪怕有点津液虚，只要不严重，直取阳热，不要再下滋养和温热药，以至于跟大方向相左，这样往往导致无效。尤其是急证更要注重这一原则。

◎**脉弦者，虚也。胃气无余，朝食暮吐，变为胃反。寒在于上，医反下之，今脉反弦，故名曰虚。**

弦脉是一种很常见的脉，顾名思义，就是摸上去像琴弦一样有绷直感的脉。这种绷直可以理解为一种亢盛。亦可以和紧脉互参来理解，在发热而汗不出的时候，会有紧脉（紧可以理解为是比弦更绷紧的）。人体的能量因排邪亢盛起来，又没有出路，压力大了，脉自然就紧了。当然，这种亢盛不可能只是血管壁的亢盛，更主要的是里面血液的亢盛，如果血液很充实，亢盛时就会让血鼓荡起来，这时候的脉象就是滑脉，所谓来去如走珠，像珠子一样圆鼓鼓的滚过去，这就是阳热的脉象了；如果血液没有那么充实，感觉不到血液的鼓动，那就是弦脉紧脉，只是摸到血管壁紧张了起来。常态下，弦脉可以视为略偏津血虚，毕竟里面血液的亢盛感不明显；如果弦且细，可以视为偏阴证；如果弦且滑，可以视为偏阳证。脉体大小和充实度无明显异常的弦脉和紧脉，可视为阴阳偏差不大的脉。

开头说弦为虚，指的津血层面为虚；如果从脉体亢盛这一点来讲，往往是要排邪才会亢盛，所以弦脉又常主瘀堵和大循环不通。

后面又说误用下法而致弦脉，误下会引起津液虚，可见这里主要说的还是津液虚且同时有病邪的问题。

◎寸口脉微而数，微则无气，无气则荣虚，荣虚则血不足，血不足则胸中冷。

跌阳脉浮而涩，浮则为虚，涩则伤脾，脾伤则不磨，朝食暮吐，暮食朝吐，宿谷不化，名曰胃反。脉紧而涩，其病难治。

这两条以脉论断，亦有可参之处。

◎病人欲吐者，不可下之。

哕而腹满，视其前后，知何部不利，利之则愈。

欲吐则不可下，这是上病不可下治。哕和腹满同时有，也就是上下两个渠道的反应都有，也就是要从上下两个渠道来排病，那就要"视其前后"来论治，也就是说不能轻率的上下同治，毕竟人体能量是有限的，一般来讲不能同时行吐泻之法，而要看哪个为大局，或者哪个为本，再决定从哪个方向来论治。

◎呕而胸满者，茱萸汤主之。

茱萸汤方

吴茱萸一升　人参三两　生姜六两　大枣十二枚

上四味，以水五升，煮取三升，温服七合，日三服。

干呕，吐涎沫，头痛者，茱萸汤主之。

茱萸汤就是吴茱萸汤，在《伤寒论》里讲过，这个方子在呕而有上逆的情况下很有效，比如呕而吐涎沫，呕而头痛，呕而胸满，呕而烦躁欲死。这两条里恰好有这些主证。这个方子的主药是吴茱萸。中药里面最难吃的药，吴茱萸算一个，号称四大苦药之一，极苦，且有一股辛辣味直冲脑门，所以它同时兼具两种势能：苦极则破降力强，辛烈则直上顶巅。吴茱萸是一个很霸道的药，能够通上彻下，上下打通，因其还是以苦为主，所以还是以下降祛实为主。祛胃中寒实的吴茱萸汤以它为主药，祛下焦瘀血的温经汤也以它为主药。吴茱萸还有一个特别的地方，苦药一般来讲寒凉的居大多数，这个药虽然苦，但是不寒，还略有辛温之力，这就很难得。像这种胃中有积滞，同时又偏于胃寒的，这个药就很合用。一般来讲，我们一想到破瘀，就会想到大黄和芒硝，但这两味药过于泻和寒，有很多心血管病人、肿瘤病人，虽然堵得很厉害，却又偏阴寒，经不起泻下之药，那就可以考虑用吴茱萸这个药。

吴茱萸汤里有生姜和大枣好理解，温阳建中，为什么不用炙甘草？因为这里的呕是胃中有积滞，已经有大枣了，再加炙甘草就过于甜腻了。人参也是生津液的药，按理说实证也是要规避的，为什么用在这里？因为人参不甜腻。吴茱萸破的力量大，还是要有一个增进机能的药来善后。

◎呕而肠鸣，心下痞者，半夏泻心汤主之。

半夏泻心汤方

半夏半升（洗）　黄芩三两　干姜三两　人参三两　黄连一两
大枣十二枚　甘草三两（炙）

上七味，以水一斗，煮取六升，去滓，再煮取三升，温服一升，日三服。

呕同时有严重上逆证是吴茱萸汤为主方，如果呕的同时还兼有中下焦的证，就是以半夏泻心汤为主方。这个方子所主的中下焦证主要是心下痞和肠道的问题，比如肠鸣和腹泻。这个方子在《伤寒论》中有详尽的讲解。

◎干呕而利者，黄芩加半夏生姜汤主之。

黄芩加半夏生姜汤方

黄芩三两　甘草二两（炙）　芍药二两　半夏半升　生姜三两
大枣十二枚

上六味，以水一斗，煮取三升，去滓，温服一升，日再夜一服。

呕而有下利，证与半夏泻心汤方证相类，所以这个方子和半夏泻心汤接近，有生姜、炙甘草、大枣建中，有黄芩、芍药清热降敛。

◎诸呕吐，谷不得下者，小半夏汤主之。

吴茱萸汤治呕吐是以偏寒的胃中实为主治，如果去掉生姜，寒热偏差不大的情况也可以用，但明显的热证是不适宜的。半夏泻心汤是以偏津液虚的寒热夹杂为主治。如果只是简单的胃弱胃寒而不受纳的呕吐，那就是小半夏汤，里面两味药生姜和半夏，生姜温运，半夏降逆，其呕自平。

小半夏汤可以和大半夏汤合参。

◎胃反呕吐者，大半夏汤主之。

大半夏汤方

半夏二升（洗完用）　人参三两　白蜜一升

上三味，以水一斗二升，和蜜扬之二百四十遍，煮取二升半，温服一升，余分再服。

这个方子用白蜜，这是滋养津液的药，人参也是生津液的，燥热的生姜去掉了，可见这个方子是治胃虚胃燥造成的呕吐，当有口渴证，如果再有热证，亦可加生石膏。

可以从虚实的角度来理解这三个方子：吴茱萸汤治实，大半夏汤治虚，半夏泻心汤治虚实夹杂。

◎ **呕吐而病在膈上，后思水者，解，急与之。思水者，猪苓散主之。**

猪苓散方

猪苓　茯苓　白术各等分

上三味，杵为散，饮服方寸匕，日三服。

这里又提到如果病在上焦，且是呕吐后感觉想喝水的，是病快要解了，说明脾胃运化起来了。如果是先想喝水，后再呕吐，这就有可能是有水饮，用猪苓散来治疗。

◎ **呕而脉弱，小便复利，身有微热，见厥者，难治。四逆汤主之。**

四逆汤方

附子一枚（生用）　干姜一两半　甘草二两（炙）

上三味，以水三升，煮取一升二合，去滓，分温再服。强人可大附子一枚，干姜三两。

为什么说这个四逆汤证难治？呕是其一，说明胃不受纳；小便利是其二。小便利也有可能是病将解，说明表里循环已通，这是好事；如果是阴证又病未解，小便再多起来，势必更亡津液，这就有危险了；后面说有热有厥，显然病未解，所以说难治。

◎ **呕而发热者，小柴胡汤主之。**

小柴胡汤方

柴胡半斤　黄芩三两　人参三两　甘草三两　半夏半斤　生姜三两　大枣十二枚

上七味，以水一斗二升，煮取六升，去滓，再煎取三升，温服一升，日三服。

单凭一个发热和呕来定小柴胡汤证是不严谨的。

◎食已即吐者，大黄甘草汤主之。

大黄甘草汤方

大黄四两　甘草一两

上二味，以水三升，煮取一升，分温再服。

脉证不全，当为胃中积食积热而吐。

◎胃反，吐而渴欲饮水者，茯苓泽泻汤主之。

茯苓泽泻汤方

茯苓半斤　泽泻四两　甘草二两　桂枝二两　白术三两　生姜四两

上六味，以水一斗，煮取三升，内泽泻，再煮取二升半，温服八合，日三服。

渴欲饮水本为常态，但同时有胃反而吐，这就是非常态了，这里说的当是想喝水，喝了未解又吐，这就是有水饮。

◎吐后，渴欲得水而贪饮者，文蛤汤主之；兼主微风，脉紧头痛。

文蛤五两　麻黄三两　甘草三两　生姜三两　石膏五两　杏仁
五十枚　大枣十二枚

上七味，以水六升，煮取二升，温服一升，汗出即愈。

渴欲饮水而且贪饮，这有可能是胃热；同时有吐，这就可能兼有胃弱和
水饮了。胃弱和胃热有可能同时发生吗？当然有可能，有的人容易饿，也能
吃，但稍吃一点就不消化不舒服，就是这种情况。就算是阴证，也有可能发
生这种胃的局部热亢反应。

后面说脉紧，而非脉实脉盛脉数，可见不是整体的热，也就是说大局不是
热证。"微风""头痛"是指有表证。从脉象看阴阳寒热的偏差不大，胃的局部
也不是纯粹的热亢，这就是大局不明显的寒热夹杂，生姜和石膏同用是合理的。

文蛤这味药可参看《大医至简——刘希彦解读伤寒论》。

◎干呕、吐逆、吐涎沫，半夏干姜散主之。

半夏干姜散方

半夏　干姜等分

上二味，杵为散，取方寸匕，浆水一升半，煎取七合，顿服之。

呕而吐涎沫的上逆证，前面学过是吴茱萸汤方证，这里为什么又是半夏
干姜散？吴茱萸汤所主为实证，这里当没那么实，且偏寒。条文脉证不全，
临证运用当有虚实寒热之辨。

◎病人胸中似喘不喘，似呕不呕，似哕不哕，彻心中愦愦然无奈者，生
　姜半夏汤主之。

生姜半夏汤方

半夏半升　生姜汁一升

上二味，以水三升，煮半夏，取二升，内生姜汁，煮取一升半，小冷，分四服，日三夜一服。止，停后服。

此证很常见，就是胃里面不受纳不舒服，但是说不上怎么个不舒服，喘、呕、哕都不明显，且连带心胸部有情志上的不适。胃的不舒服很容易牵连情志反应，这种情况如果不是热，吃几片生姜也就好了。这里再加半夏效果当然更好。

如果吃了生姜或用了这个方子作用不大又当如何？那就要从情志反应上去找大局。少阳四证之一的默默不欲饮食的"默默"就是情志上的反应，实质是上焦的壅塞反应，这就要考虑用小柴胡汤。

◎ 干呕哕，若手足厥者，橘皮汤主之。

橘皮汤方

橘皮四两　生姜半斤

上二味，以水七升，煮取三升，温服一升，下咽即愈。

厥之一证为手足逆冷。何谓逆冷，就是冷到了手肘膝盖附近。阴证有厥；阳明里热堵得严重了，也会有厥，这是因为里面有瘀堵，津血都到里面攻瘀堵去了，外面就逆冷了。

气滞血瘀水饮之类也会导致轻微的厥，为"手足厥"，可以理解为还没有冷到肘膝，只是手足的冷。这里的厥，从用橘皮来看，当是胃中的气滞和轻微积存引起。胃里面有气滞常见打嗝。

去气滞用橘皮，橘皮有两种，陈年久放，性质温和的是陈皮；未经久放而色青的是青皮。这里应该是青皮。陈皮力缓，青皮力速。胃里面的气滞有这两味药就适用。

祛气滞的还有厚朴，以下气为主；香附和木香的香气相对缓厚，能祛深层的气滞。气滞常表现为面色蜡暗，神气内闭，两肩内扣，胸闷喜叹，气窜气痛，声音紧窄上下不彻。

◎哕逆者，橘皮竹茹汤主之。

橘皮竹茹汤方

橘皮二升　竹茹二升　大枣三十枚　生姜半斤　甘草五两　人
参一两

上六味，以水一斗，煮取三升，温服一升，日三服。

这个方子可以理解为橘皮汤的扩充版。

竹茹就是竹子里面刮出的毛丝，寒淡凉降，擅治热呕。大黄也治热呕，但大黄的专长是治实，如果没有东西堵住，只是有偏热的浊腻，竹茹就合用。能治热呕的还有柿蒂和丁香，柿蒂偏收涩，丁香偏凉散。这个方子里面还有生姜和人参，甘草的剂量也用得较大。证不完备，无法细致分析，可以理解为是一个寒热夹杂，虚实结合的方子。模糊就当模糊治，毕竟有此一法。

接下来的条文是论述下利。

◎夫六腑气绝于外者，手足寒，上气，脚缩；五脏气绝于内者，利不禁，
　下甚者，手足不仁。

这里是用脏腑观念论病，意思是腑为阳，腑气绝则关联表的证；脏为阴，脏气绝则关联里的证。人体为一体之大循环，临证更是错综复杂，慎参。

◎下利，脉沉弦者，下重；脉大者，为未止；脉微弱数者，为欲自止，
　虽发热不死。
　下利，手足厥冷，无脉者，灸之不温，若脉不还，反微喘者，死。少
　阴负趺阳者，为顺也。

下利的病，如果脉得诸如弦、大，为邪盛，这是人体因排邪而亢躁显之于脉。脉趋微、弱之象，也就是回到了柔和的本相，是病在退。此微弱不可做阴脉解，是指一种缓和下来的状态。数脉在这里指的是阳气回复。

太阴下利，施灸，脉也不回复，反而喘，这就是厥阴阳脱之兆了。如果少阴脉比趺阳脉弱，说明胃气回复了，此为顺。少阴脉为足少阴肾脉，多取

太溪。

◎下利有微热而渴，脉弱者，今自愈。

下利脉数，有微热汗出，今自愈；设脉紧为未解。

下利脉数而渴者，今自愈；设不差，必清脓血，以有热故也。

下利脉反弦，发热、身汗者，自愈。

微热为邪出表，渴说明胃气回复，脉弱为排邪之势趋于缓和，所以说会自愈。

有微热汗出，说明表里循环已通，亦自愈。脉紧为邪盛而不得出，所以说未解。

脉数而渴有两种可能性，一是胃气在回复，是自愈之兆；二是转向于热证，那就有下脓血的可能。说明单凭脉是不可定案的，须脉证合参。

脉弦同时有发热和身汗，这是邪出表了，说明解了，也会自愈。

◎下利气者，当利其小便。

下利，寸脉反浮数，尺中自涩者，必清脓血。

下利清谷，不可攻其表，汗出必胀满。

下利挟有下气，常见的是屁多或泡沫多，这种情况要利小便。利小便那就是从表来解决问题，也可以理解为从整体的气机和循环入手。

下利是人体从里排邪，尺中涩主下主津液虚，寸脉浮数主表主排邪之亢。津液不够用便会动血排邪，所以便脓血。

里证不可从表治，若发了汗，能量强行被调到了体表，里面津液不能供应了，虽然不泻了，会发生胀满的反应。

◎下利，脉沉而迟，其人面少赤，身有微热，下利清谷者，必郁冒，汗出而解，病人必微热。所以然者，其面戴阳，下虚故也。

下利后，脉绝，手足厥冷，晬时脉还，手足温者生，脉不还者死。

下利的病人脉为沉迟之象，如果出现面色微微发红和身上微微发热的反应，这时候会头晕，这是上盛下虚的缘故，所以在临证上头晕也是少阳的常见证。这时候如果病人微汗出，病就有可能会解。如果是病没有好，那就是病理性的戴阳，失了汗反而会加重。

下利后脉忽然微弱欲绝，同时手足厥冷，如果一昼夜间脉回复，手足温，那就是会往好里走；如果脉不回来，那就是死症了。

这几条论述下利证的转归，皆是从津液和大循环来论述。此《金匮要略》之入手处，与《伤寒论》是一以贯之的。

◎下利，腹胀满，身体疼痛者，先温其里，乃攻其表。温里宜四逆汤，攻表宜桂枝汤。

桂枝汤方

桂枝三两（去皮）　芍药三两　甘草二两（炙）　生姜三两　大枣十二枚

上五味，哎咀，以水七升，微火煮取三升，去滓，适寒温，服一升。服已，须臾，啜稀粥一升，以助药力，温覆令一时许，遍身漐漐微似有汗者益佳，不可令如水淋漓。若一服汗出病差，停后服。

这里说治之先后，说温里用四逆汤，可见是阴证。有表有里，为什么不先表后里用麻黄附子甘草汤治少阴，而是用四逆汤？可以这么理解，下利腹胀相对身体疼痛，里证更严重，取大局而用四逆汤。

其实阴证不必执着于表里之先后，因为不是以调动能量排邪为主要诉求，而是要以附子建立能量为先。

这里用了四逆汤病也就解了，如果还余表证未解，可以再下桂枝汤从表排邪，因为此时能量已经建立起来了。

◎下利，三部脉皆平，按之心下坚者，急下之，宜大承气汤。

下利，脉迟而滑者，实也，利未欲止，急下之，宜大承气汤。

下利，脉反滑者，当有所去，下乃愈，宜大承气汤。

下利已差，至其年月日时，复发者，以病不尽故也，当下之，宜大承气汤。

下利谵语者，有燥屎也，小承气汤主之。

小承气汤方

大黄四两　厚朴二两（炙）　枳实（大者）三枚（炙）

上三味，以水四升，煮取一升二合，去滓，分温二服。得利则止。

这几条重点说腹泻也有可能是承气汤证，主要列举了心下坚，脉迟滑（迟主瘀滞，滑主实热），谵语这几个主证。临证的时候见泻下有力，泻纯清粪水而急迫，排泄物发烫，恶臭，屁多气多也为承气汤证的腹泻。

【历代名家医案范例】

陈姓少年，住无锡路矮屋，年十六，幼龄丧父，惟母是依，终岁勤劳，尚难一饱。适值新年，贩卖花爆，冀博微利。饮食失时，饥餐冷饭，更受风寒，遂病腹痛拒按，时时下利，色纯黑，身不热，脉滑大而口渴。家清寒，无力延医。经十余日，始来求诊。察其症状，知为积滞下利，遂疏大承气汤方，怜其贫也，并去厚朴。计大黄、枳实各四钱，芒硝二钱。

书竟，谓其母曰：倘服后暴下更甚于前，厥疾可瘳。其母异曰：不止其利，反速其利，何也？余曰：服后自知。果一剂后，大下三次，均黑粪，干湿相杂，利止而愈。此《金匮》所谓宿食下利，当有所去，下之乃愈，宜大承气汤之例也。

（曹颖甫）

按：世上并无止利之药，邪去则利止，故药只要对证皆可止利。从此案来看，中医上的对抗思维由来已久，竟妇孺皆知。病家不知医，医家不知病，积弊久矣。

◎下利便脓血者，桃花汤主之。

桃花汤方

赤石脂一斤（一半剉，一半筛末）　干姜一两　粳米一升

上三味，以水七升，煮米令熟，去滓，温七合，内赤石脂末方寸匕，日三服。若一服愈，余勿服。

下利且便脓血，方中有干姜，说明偏津虚而寒。用粳米补津液而不用滋腻之药，是因为有脓，也就是大肠里有腐浊物，不可再用滋腻以助邪。此时人体选择的排病途径是下焦，所以用了赤石脂。赤石脂是矿物药，其味稠重而色赤红，能增强血的功能，且为金石之药，具镇敛下行之性，能增强下焦的能量。

◎ **热利下重者，白头翁汤主之。**

白头翁汤方

白头翁二两　黄连三两　黄柏三两　秦皮三两

上四味，以水七升，煮取二升，去滓，温服一升，不愈更服。

下重之证亦称之为里急后重，为腹泻又重滞，总有排不干净的感觉，这是大肠里有湿浊滞腻。这种重滞不同于承气汤证的典型的秘结或热泻，所以不用大黄芒硝。方中的黄连和黄柏极苦且燥，以其味厚而能入中下焦祛湿热。

白头翁和秦皮虽然只有微苦，但辛燥祛腐浊之力胜过黄连和黄柏。这两味药味厚且涩，厚涩之力亦能增强下焦的力量。

这个方子总的来讲很苦寒，若为寒热夹杂证，则可和温阳建中药合用；若肠道滞热严重，则可加大黄；若为痢疾，下赤白腐浊之物，视情况可再加祛瘀血和肠痈的药。

这个方子和大黄、白芍、阿胶的组合在临证上常用。

接下来的两个方子，栀子豉汤和通脉四逆汤可参考《大医至简——刘希彦解读伤寒论》。

◎气利，诃梨勒散主之。

诃梨勒散方

诃梨勒十枚（煨）

上一味，为散，粥饮和，顿服。

这个方子说是治气利，也就是以排气多为主要特征的腹泻。诃梨勒也叫诃子肉，这个药酸涩，是个收敛下焦的药。

◎诸浮数脉，应当发热，而反洒淅恶寒，若有痛处，当发其痈。

师曰：诸痈肿，欲知有脓无脓，以手掩肿上，热者为有脓，不热者为
无脓。

脉浮，说明气血往上往表走；脉数为有热，至于热得严不严重，就要看脉是
不是沉取实，或有力，或滑盛了。其实就是看脉管里面的血是不是有超过常态的
充实度和力度，如果有的话那就是阳热证无疑；如果没有，那这个浮数脉就有可
能只是人体在排邪时产生的亢躁，纵有热也未必严重，未必要以解热为主方向。

此处鉴别在临证时很容易弄错，比如说发烧体温高的人，脉会跳得比平
时快得多，平时每分钟八十次左右的，可以快到一百次左右，这时候是不是
可以断为温热病，不一定，主要的鉴别是看脉的充实和有力与否。有时候病
人不容易出汗，也就是体表不通而热不得出，脉也会偏快偏亢一些，只要偏
差不大，不一定是热证。

如果病人没有不容易出汗或外感的反应，这种情况下只要是偏快或亢的
脉都可以作为温病的脉来考虑，哪怕脉的充实度没有异常，甚至略有津液虚，
也有可能是偏温病的方向。总之是要根据当下的具体情况综合来分析，医学
就是这样，如果总想着把一些现象用定法的方式做成标准答案，比如某脉就
是热，就是痰，临证时就会发现很容易错。

脉的反应是很微妙和多变的，哪怕手下功夫好，到了细微处也还是容易混淆，所以还是要脉证合参。

来看条文，既然脉浮数，那就"应当发热"，也就是发热或怕热，可是不但不发热，还"洒淅恶寒"，那这个脉浮数的亢燥就有可能是在排邪。

任何排邪的反应都有可能出现脉亢躁，这里说了一种特殊的，就是身体上有感觉痛，又不是明显的痛，叫"若有痛处"，这就有可能是要发痈肿，也就是毒疮火疖子之类的东西。

如果痈肿已经发出来了，怎么知道里面有没有化脓呢？用手掩在上面，感觉里面透出热来的是已经化脓了，不热的就是还没有化脓。

此条很符合《伤寒论》一以贯之的风格，行文虽简，辨证的法度却很清晰，凭借客观的取证，先锁定方向，再从不合理处入手，进一步取证辨证，直到人体自己真实的呈现出它的结论。

做医生的高境界应该是既有理性的分析，又有觉知。觉知和感知不同，感知哪怕是客观的，终归以"我"为中心，难免会掺杂主观或经验；觉知则是无我的，不掺杂任何的主观或我执我见。《易经》里面所谓的"无思也，无为也，寂然不动，感而遂通天下之故"，一个人没有了主观之我见，又放下了自行其是的作为之心，只是清静地观照这个世界，这才能够得见真正的答案，或者说真正的答案才会呈现，甚至得见真理。

医圣之学最大的机锋就在此处。世人多以此书不够深奥，总想将各种奥理附会上去，殊不知人体就在你眼前，明明可见可感，为什么还要身外求法，去附会那些玄之又玄的理论？就像一个扫把倒没倒地上，明明用眼睛就可以看到，为什么还要去谈天说地，心掐手算？纵观全书，医圣又何曾说过这样的法？可世上就是舍近求远的学问更受人追捧。

◎肠痈之为病，其身甲错，腹皮急，按之濡，如肿状，腹无积聚，身无热，脉数，此为腹内有痈脓，薏苡附子败酱散主之。

薏苡附子败酱散方

薏苡仁十分　附子二分　败酱五分

上三味，杵为末，取方寸匕，以水二升，煎减半，顿服。

肠痈指的是肠道里的炎肿或痈脓类的腐败物，这和大便的秘结以及肠道的积热不完全是一回事。条文里的"其身甲错"和"身无热，脉数"指向里有瘀堵；"腹皮急，按之濡，如肿状，腹无积聚"进一步确定为痈脓。"腹无积聚"的意思是非大便的积滞，但又像有肿的感觉，按起来软软的，这就是肠痈。这是一个完整的辨证过程。

肠痈的常见证还有面部肿胀油光，声音浑浊，手脚或汗多或干裂或痒疹或烦热，话多，说梦话，舌苔糙厚，心烦妄念多，乏力身沉，昏懵多睡，腹部赘肉等。肠痈和典型的承气汤证不一样，未必堵得那么厉害，也未必有明显的便秘和热泻，患者陈述症状的时候也就不那么容易说准确，比如说的是大便还可以，每天都有，其实是通而不畅，医生就容易忽略。更容易出错的是，这类肠道的瘀积常常不明显反映于证，而且会制约脉象，也就是因气血被牵制于里而产生的一种脉略沉略虚的假象，所以在存疑的时候可以借助腹诊和取趺阳脉。腹诊如果感觉腹部里面比常态热，或腹部有血管跳动强烈，或腹满肿胀，这就是里有瘀堵的证。趺阳脉是足背动脉，常态要比寸口脉略小，且以略偏沉伏为常，如果和寸口脉相当，或显浮、实、躁、亢之象，为里有瘀堵。

严格意义上的诊疗全过程，腹诊和三部九候脉是必须要有的，只是在实际操作过程中常因其麻烦，而被忽略了。建议在证情复杂或急症重症的时候，还是不要省去这两步操作，这样可以提高准确率。

肠痈如果实且热，则适宜后文的大黄牡丹汤。还有一种肠痈不实也不热，甚至阴寒为本，用泻药容易伤到阳气和津液，若以甘草大枣这样甘甜药用下去又会加重肠道的浊腻腐败，于是就有了这样一个成方——附子薏苡败酱散。

散剂为药物的粗末，是更能入下焦的。其中附子的比例很少，只有八分之一不到，可见只是稍加提振肠道的能力，主要的药物是薏苡仁和败酱草。薏苡仁前面讲过主要是祛痈脓的，在千金苇茎汤里入汤剂是祛上焦肺部的痈脓，在这里入散剂是祛肠痈。

再说败酱草。有时我会考考身边的学生，比如吃到没见过的野菜，就会问能起什么药用。有一次在武夷山吃一道炒得黑糊糊的野菜，有学生说对了，说是治肠痈。问老板，说这个野菜叫苦菜，在百度搜了一下，苦菜又名败酱草。所以真正的医生不依赖药书，用嘴巴尝一下就知道有什么用了。其实一点也不神奇，神农就是尝百草，这是最朴素最传统的方法，只是你不习惯这样去感知归纳，你习惯读书上那些千篇一律的没有生命力的文字，这个药是辛温，那个药也是辛温，其实味道差很多，然后就是某药治某病。这些文字里面是得不到药物最真实的信息和感知的。

比如什么样的味道是治肠痈的？偏向于苦、腥或臭的味道可以治肠痈。苦有清解的作用。腥、臭能归入辛味里面，只要刺激性气味的都是辛，不仅仅只有香味。腥臭是稠厚的，所以能去掉稠厚的东西，就像肥皂汽油能洗油渍血渍。如果味道轻一点的，那就偏作用于中上焦；味道重一点的，偏作用于中下焦。在祛痈脓的药物里，桔梗、芦根清淡一些，所以主要说是治肺痈；败酱草、马齿苋、秦皮、白头翁稠厚一些，所以主要说是治肠痈；薏苡仁、冬瓜子、鱼腥草属性模糊，所以上下都能管。

如果用文字来勉强形容的话，败酱草的味道是苦、臭、扎。什么叫扎？就是硬扎扎麻扎扎的感觉，这是一种扩张和清解的力量，也可以通俗地说是刮肠子。所有消痰、散结、祛肿瘤类的药物多少都会带一点这样的味道，比如半夏、麻黄、桔梗、白花蛇舌草、半枝莲、铁树叶、秦皮、白头翁之类。

一个药物的味道常常是多元的，把主要的分辨出来，就知道是做什么用的了。以菊花为例，先感知整体势能的轻重厚薄，它是很轻很薄的，这就行于上和表；再拆分主要的味道，主要是香、苦、淡。香则走表走头目，苦则破下，淡则渗下。此药用在治风热咳嗽的桑菊饮里，所主无非是疏散和降热。

【历代名家医案范例】

1972 年胡老随教学连队在河南商丘曾治一女孩，手掌肿痒流黄水，即所谓鹅掌风的剧证，久治不愈，思与本方，因当时无败酱草，即以生薏苡仁 30 克，附子 6 克为方与之，一剂知，连服六剂即复常，为效之速，实出意料。

（胡希恕）

◎肠痈者，少腹肿痞，按之即痛如淋，小便自调，时时发热，自汗出，复恶寒。其脉迟紧者，脓未成，可下之，当有血。脉洪数者，脓已成，不可下也。大黄牡丹汤主之。

大黄牡丹汤方

大黄四两　牡丹一两　桃仁五十枚　瓜子半升　芒硝三合

上四味，以水六升，煮取一升，去滓，内芒硝，再煎沸，顿服之，有脓当下，如无脓，当下血。

偏热偏实的肠痈可用大黄牡丹汤。

来看条文，"肠痈者，少腹肿痞，按之即痛如淋"，实或热证痛的可能性比较大；所谓肿痞，又跟大便硬结不一样，这是指肠痈。按之"即痛如淋"，这个痛像尿道痛一样，是一种类似于针刺刀割一般的痛，不是大便硬结的那种痛。这种情况应该是阑尾炎，阑尾炎就是这种痛。阑尾炎这个病控制不好是有生命危险的，不可掉以轻心。阑尾在腹部的右下侧，如果发生在这个区域，几剂药不能止痛的，就要有风险意识。西医的方法是切除阑尾。

腹部有不明的疼痛和胀大，都不可掉以轻心，肠梗阻控制不好也会有生命危险。

肚子里面痛，有时分不清楚到底是来自膀胱还是肠道，所以又说"小便自调"，这是排除法，小便是正常的，膀胱区域的可能性不大。"时时发热，自汗出，复恶寒"，一阵一阵的发热汗出，复又恶寒。这种反应类似于"振寒"，在讲肺痈的时候讲过这个证。为什么会有振寒？能量被里面的瘀堵牵制住了，不能顺畅外达，间歇性的阻滞反应，就会这样一阵阵的恶寒或潮热。

"其脉迟紧者，脓未成，可下之，当有血。脉洪数者，脓已成，不可下也。大黄牡丹汤主之。"属于实热的肠痈，有没有脓都可以下。脉迟而紧，单从脉象而言偏向于寒，若如此，不管有没有化脓，亦不可单纯用泻药，要辅之以温阳的药。

冬瓜子是排脓的药，治肺痈的千金苇茎汤里面也有，说明它的势能比较含糊，上下都能管。这样的药亦可在剂量上做文章，剂量重则偏下行，剂量轻则偏上行。

附子薏苡败酱散和大黄牡丹汤，一偏阴寒，一偏阳热，用于阑尾炎都很有效。有一位哺乳期的妇人，刚做完剖腹产就得了阑尾炎，惧怕再次手术，亦怕影响哺乳，求助于我。刻诊：脉缓虚，右寸大，汗出多，右下腹疼痛，口干渴，腰酸痛，颈项酸胀，腹胀。从脉上看偏津液虚，不到阴证那么严重；从表里证而言，属于表里合病，且都很明显，宜合治。处桂枝汤方合附子薏苡败酱散（做汤剂），并合冬瓜子、厚朴、西洋参加大排脓和补津液的力量。一剂后便不疼了，续服了几剂就彻底好了。

王不留行散，条文里说是治金疮，脉证不具，用药生僻，疑非仲景原文。

排脓散方

枳实十六枚　芍药六分　桔梗二分

上三味，杵为散，取鸡子黄一枚，以药散与鸡黄相等，揉和令相得，饮和服之，日一服。

排脓汤方

甘草二两　桔梗三两　生姜一两　大枣十枚

上四味，以水三升，煮取一升，温服五合，日再服。

此二方无脉证。祛痈脓的是桔梗和枳实。枳实香窜而酸苦，入汤剂擅长破气，入散剂亦能排脓。鸡蛋黄在这里应该是起到强壮的作用，让机体振奋起来。

◎浸淫疮，从口流向四肢者可治，从四肢流来入口者不可治。

浸淫疮，黄连粉主之（方未见）。

万病出表皆是好事。病如果从身体往四肢走，一般来讲是病在退；如果从四肢往身体走，一般来讲是病在进。这里讲的是浸淫疮，说是从口往四肢方向长的好治，从四肢往口的方向长，不好治，亦是同理。

这一章多为偏方。暂不讲解。

本章讲妇人妊娠期，也就是怀孕期间的病。条文中并没有提到怀孕期间哪个药禁用。所谓的禁忌只是经验而已，只要掌握了人体的阴阳表里寒热虚实，是不需要死守这些禁忌的。比如说大黄可致堕胎，那是在妄用的前提下有这个可能，如果孕妇是承气汤证，当下不下，留邪于身，难道胎儿就不出问题？医学不讲辨证，只讲经验，这个不能用，那个不能用，其实当用不用更会误人。有的大夫惑于人言，畏药而存病；有的大夫畏惧人言，明知无碍也不用，这都是要耽误人的。

其实掌握住能量原则就好了，妊娠也好，哺乳期也好，经期也好，可以看作比平时多一个能量损耗渠道，其余观其脉证，随证治之即可。

◎妇人宿有癥病，经断未及三月，而得漏下不止。胎动在脐上者，为癥痼害。妊娠六月动者，前三月经水利时，胎也。下血者，后断三月，衃也。所以血不止者，其癥不去故也，当下其癥，桂枝茯苓丸主之。

桂枝茯苓丸方

桂枝　茯苓　牡丹（去心）　桃仁（去皮尖，熬）　芍药各等分

上五味，末之，炼蜜和丸，如兔屎大，每日食前服一丸。不知，加至三丸。

妇女怀了孩子之后当没有月经，如果有不规则的漏血，这是因为子宫里面有瘀阻，所谓"宿有癥病"。可考虑用桂枝茯苓丸。桂枝茯苓丸是治下焦瘀阻的。组方是桂枝、茯苓、桃仁、牡丹皮、芍药制成丸药，丸药是药的粗末团成，在胃里不能消化，而直入下焦，所以祛下焦之瘀的力量会增强。

这个丸药常用来治疗子宫肌瘤。这个病多见尺脉沉弱涩，说明下焦寒凝是其常见病因，若见此脉加炮附子效果会更好。紫石英、赤石脂、小茴香亦有增强下焦能量，运化下焦瘀阻的作用，可随证使用。此方阴阳寒热的偏性不大，是一个很好的基础方，可随证加酒大黄、芒硝，加大攻下之力；若要增强祛瘀血的力量，可加当归、川芎、三七；若兼湿热之证，可去桂枝加苦参，苦参味苦厚，既利湿热，又祛下焦之瘀；若为阴虚阳亢之瘀，可去桂枝加阿胶；若为陈旧性瘀血，可加虻虫和水蛭。

◎妇人怀娠六七月，脉弦发热，其胎愈胀，腹痛恶寒者，少腹如扇，所以然者，子脏开故也，当以附子汤温其脏。

方未见。从用附子汤来看，此弦脉当偏阴，据条文可以理解为津血虚少不足以供给胎儿，所以胎胀欲开。

【历代名家医案范例】

世医固守胎妊禁忌，往往遇病而不敢用药，遂至孕妇之疾迁延不愈，卒至母子俱伤，皆由食古不化之过也。《内经》："黄帝问曰：妇人重身，毒之何如？岐伯曰：有故无殒，亦无殒也。"旨哉言乎！

有何姓妇，娠已七月，发热腹痛，脐以下如泼冷水，舌苔白滑，脉弦。他医概以四物汤加味，久之不愈。余曰：此乃附子汤证，何不照服？一医谓附子为孕妇禁药，谁敢用之？余曰：《金匮》："怀娠六七月，脉弦发热，其胎如胀，腹痛恶寒，少腹如扇，所以然者，子脏开故也。以附子汤温其脏。"岂仲师而不知禁忌者？遂疏附子汤与之，一服而愈。

（萧琢如）

按：此弦脉虽未细言及阴阳，从脐下冷，舌苔白滑来看，阴寒之象具。

◎师曰：妇人有漏下者，有半产后因续下血都不绝者，有妊娠下血者。

假令妊娠腹中痛，为胞阻，胶艾汤主之。

芎归胶艾汤方

芎䓖二两　阿胶二两　甘草二两　艾叶三两　当归三两　芍药
四两　干地黄四两

上七味，以水五升，清酒三升，合煮，取三升，去滓，内胶，
令消尽，温服一升，日三服。不差，更作。

这个方子和桂枝茯苓丸的主要区别是：桂枝茯苓丸偏于治疗单纯的瘀血；
芎归胶艾汤偏于治疗瘀血兼见血虚的情况，出血证常用。

当归和川芎辛温而稠厚，是活血祛瘀的。阿胶和干地黄滋阴祛瘀。艾叶
这个药外用较多，内服也用，在前面的柏叶汤方中出现过，气辛味苦，下行
渗透的力量很强，入汤剂能运化深层的瘀堵。

◎妇人怀妊，腹中疠痛，当归芍药散主之。

当归芍药散方

当归三两　芍药一斤　茯苓四两　白术四两　泽泻半斤　芎䓖
半斤

上六味，杵为散，取方寸匕，酒和，日三服。

这个方子说是治妊娠腹中痛，当然也可用于平时的腹中痛。首先这个方
子是散剂，所以主治为下焦。用量最大的是芍药，用至一斤之多，丸剂是看
配比的，其占比远大于其他药。芍药入汤剂是以收敛津液为主的，兼能祛瘀，
入散剂则更能祛瘀。方后说用酒和服，也是要加强祛瘀的作用。此方有白术、
茯苓、泽泻，亦有当归、川芎，可见主水瘀和血瘀兼具。这是一个典型的方
义驳杂的方子，可随证加减使用。

◎妊娠呕吐不止，干姜人参半夏丸主之。

干姜人参半夏丸方

干姜一两　人参一两　半夏二两

上三味，末之，以生姜汁糊为丸，如梧子大，饮服十九，日三服。

这个方子治妊娠呕吐。干姜、半夏治胃虚寒之呕吐，人参生津液而建中。因有呕，不用炙甘草、大枣之甜腻。

◎妊娠小便难，饮食如故，归母苦参丸主之。

当归贝母苦参丸方

当归　贝母　苦参各四两

上三味，末之，炼蜜丸如小豆大，饮服三丸，加至十丸。男子加滑石半两。

这也是一个方义驳杂的方子。当归是活血祛瘀的；贝母散结；苦参祛下焦湿热。

◎妊娠有水气，身重，小便不利，洒淅恶寒，起即头眩，葵子茯苓散主之。

葵子茯苓散方

葵子一斤　茯苓三两

上二味，杵为散，饮服方寸匕，日三服。小便利则愈。

葵子普遍认为是冬葵子，是利水通淋的药，也能祛痈脓。这是一个通利水道的方子。

◎妇人妊娠，宜常服当归散主之。

当归散方

当归　黄芩　芍药　芎䓖各一斤　白术半斤

上五味，杵为散，酒饮服方寸匕，日再服。妊娠常服即易产，胎无苦疾。产后百病，悉主之。

说此方妊娠宜常服，又说主产后百病，可见为经验方。是药就有偏性，不对证而服用难言益处。此说存疑。

此方用药驳杂，当归川芎活血化瘀；黄芩降热；芍药敛津液；白术气化水饮。

◎妊娠养胎，白术散主之。

白术散方

白术　芎䓖　蜀椒三分（去汗）　牡蛎二分

上四味，杵为散，酒服一钱匕，日三服，夜一服。但苦痛，加芍药；心下毒痛，倍加芎䓖；心烦吐痛，不能食饮，加细辛一两，半夏大者二十枚。服之后更以醋浆水服之；若呕，以醋浆水服之，复不解者，小麦汁服之；已后渴者，大麦粥服之。病虽愈，服之勿置。

亦为养胎之经验方。

【历代名家医案范例】

丁卯新秋，无锡华宗海之母经停十月，腹不甚大而胀。始由丁医用疏气行血药，即不觉胀满，饮食如常人。经西医考验，则谓腹中有胎，为腐败之物压住，不得长大。欲攻而去之，势必伤胎。

宗海邀余赴锡诊之，脉涩不滑，不类妊娠。当晚与丁医商进桃核承气汤，晨起下白物如胶痰。更进抵当汤，下白物更多。胀满悉除而腹忽大。月余，生一女，母子俱安。孙子云：置之死地而后生，殆其然乎？

《金匮·妊娠篇》："宿有癥病，当下其癥，桂枝茯苓丸主之。"方中牡丹皮、桃仁、芍药极破血攻瘀之能事。牡丹皮、桃仁为大黄牡丹汤治肠痈之峻药，芍药为痈毒通络之必要，今人之治外证用京赤芍，其明验也。桂枝合芍药能扶统血之脾阳而疏其瘀结，观太阳病用桂芍解肌，非似脾主肌肉乎。用茯苓者，药不过去湿和脾耳。然方治平近，远不如桃核承气、抵当丸之有力。然当时非经西医之考验，及丁医用破血药之有效，亦断然不敢用此。而竟以此奏效，其亦"有故无殒，亦无殒也"之义乎？

（曹颖甫）

◎问曰：新产妇人有三病，一者病痉，二者病郁冒，三者大便难，何谓也？师曰：新产血虚、多出汗、喜中风，故令病痉；亡血复汗，寒多，故令郁冒；亡津液胃燥，故大便难。

本章主要讲产后病，此条就是妇人生产之后的常见情况。

"病痉"，所谓痉，就是因津液丧失而出现的常见证。妇人怀孕当然要耗费大量津血；刚生产完气血虚浮也没能完全收回来，所以腠理开而多汗，则容易中风；子宫还在修复，且有瘀血在排，能量集中于里，所受之外邪较平时不易排出，病邪更容易生根，积年难愈，这就是所谓的月子病。所以产后要坐月子，不能受凉受风就是这个原因。

"病郁冒"，这里说的是因血虚引起的头晕类上逆反应，后面说是失血，多汗，且受寒所致。

"大便难"，津血耗费了，肠道里容易干燥则便秘。说产后要进补，但津血虚的时候，肠胃的消化能力也弱，清淡吃适量吃往往能吸收，能增长气血，吃多或滋腻，反而不能吸收，容易引起便秘。这个原则也适合一切气血虚的人，病后宜清淡也是这个道理。现在房屋的密封性和恒温性比从前好，外邪所致的产后病少了，吃出来的产后病却多了。

◎产妇郁冒，其脉微弱，不能食，大便反坚，但头汗出。所以然者，血

产后脉弱，胃口不好，大便反而坚结住了，这是津血虚造成的。此时若
有表证，也只能头部出汗，身上很难出汗，这也是由于津血虚。后面讲的
"血虚下厥，孤阳上出"也是这个道理。

血虚则能量不能达表，就会产生厥的反应，同时容易产生冒证。说这种
情况将欲解时会大汗出。

◎大便坚，呕不能食，小柴胡汤主之。

病解能食，七八日更发热者，此为胃实，大承气汤主之。

产后腹中痛，当归生姜羊肉汤主之，并治腹中寒疝，虚劳不足。

这里讲了三个产后病常用的方子，有治少阳的小柴胡汤，有治虚寒的当
归生姜羊肉汤，还有大承气汤。常规的说法，产后要禁生冷寒凉，这是有一
定道理的，但这是定法，若掌握了阴阳寒热表里虚实之辨证，定法就可以变
通了。

我有个学生治月子里的感冒，脉略偏热象，体温高，咽干，略有心烦咳
嗽。当时我在场，认为是轻微的温病，柴胡证不明显。而学生坚持要用小柴
胡汤，理由是月子里要禁生冷寒凉，不敢贸然用纯寒凉剂，小柴胡汤里毕竟
有生姜。不过他还是结合了我的意见，用小柴胡汤加了生石膏。第二天病不
解，改用桑菊饮就好了。

【历代名家医案范例】

同乡姻亲高长顺之女嫁王鹿萍长子，住西门路。产后六七日，体健能食，
无病，忽觉胃纳反佳，食肉甚多。数日后，日晡所觉身热烦躁，中夜略瘥，
次日又如是。延恽医诊，断为阴亏阳越，投药五六剂不效。改请同乡朱医，
谓此乃桂枝汤证，如何可用养阴药？即予轻剂桂枝汤，内有桂枝五分，白芍
一钱。二十日许，病益剧。

长顺之弟长利与余善，乃延余诊。知其产后恶露不多，腹胀，予桃核承

气汤，次日稍愈。但仍发热，脉大，乃疑《金匮》有产后大承气汤条，得毋指此证乎？即予之，方用：生大黄五钱，枳实、芒硝各三钱，厚朴二钱。方成，病家不敢服，请示于恽医。恽曰：不可服。病家迟疑，取决于长顺。长顺主与服，并愿负责。服后，当夜不下，次早方下一次，干燥而黑。午时又来请诊，谓热已退，但觉腹中胀，脉仍洪大，嘱仍服原方。实则依余意当加重大黄，以病家胆小，姑从轻。次日，大下五六次，得溏薄之黑粪，粪后得水，能起坐，调理而愈。独怪近世医家遇虚羸之体，虽大实之证不敢径用攻剂。不知胃实不去，热势日增，及其危笃而始议攻下，惜其见机不早耳。产后宜温之说，举世相传，牢不可破。而生化汤一方几视为金科玉律，何怪遇大实大热之证而束手无策也。大凡治一病，必有一病之主药，要当随时酌定，不可有先入之见。甚有同一病证而壮实虚羸之体不当同治者，此尤不可不慎也。

（曹颖甫）

◎ **产后腹痛，烦满不得卧，枳实芍药散主之。**

枳实芍药散方

枳实（烧令黑，勿太过）　芍药等分

上二味，杵为散，服方寸匕，日三服，并主痈脓，以麦粥下之。

从方义上来看，此为腹中瘀血所致。枳实烧黑，破气行气之力已减，祛瘀之力增强；芍药入散剂，亦偏祛瘀之力；从不用建中类药来看，当不以津虚为主治。

◎ **师曰：产妇腹痛，法当以枳实芍药散，假令不愈者，此为腹中有干血着脐下，宜下瘀血汤主之。亦主经水不利。**

下瘀血汤方

大黄二两　桃仁二十枚　䗪虫二十枚（熬，去足）

上三味，末之。炼蜜和为四丸，以酒一升，煎一丸，取八合，顿服之。新血下如豚肝。

从这一条的行文来看，前面的枳实芍药散所主当为瘀血之轻症，如果服后不愈，所结当为干血，需用下瘀血汤。此方大黄、桃仁主下瘀血；为干血，则有虫类药破血解凝。

【历代名家医案范例】

清宣统间，吾以筹备自治所长久驻县城，人以医治请者，辄却不应，故医案绝少。杨氏妇，产后两足痛如桂刺，跬步不能行。友人为挽余诊，询知痛处微热，手不可按，自产后十日得疾，已一月矣，遍治不效。脉之弦数，舌苔黄，疏方用桃核承气汤，以肉桂易桂枝，三剂，大便下黑粪而瘥。友人见余方之异人而奇验，亟思表扬。余曰：偶中耳，以后万勿说项，徒增一番应酬，致妨公务。乃止。

（萧琢如）

◎产后七八日，无太阳证，少腹坚痛，此恶露不尽，不大便，烦躁发热，切脉微实，再倍发热，日晡时烦躁者，不食，食则谵语，至夜即愈，宜大承气汤主之。热在里，结在膀胱也。

这是一个很完整的医案，诸如腹痛、不大便、日晡烦躁、谵语之类为典型的承气汤证。有是证用是药，产后病亦可大承气汤治之。

◎产后风，续之数十日不解，头微痛，恶寒，时时有热，心下闷，干呕汗出。虽久，阳旦证续在耳，可与阳旦汤。即桂枝汤。

此条为太阳表证加汗出，为典型的桂枝汤证。产后风弄不好是要出人命的，这里弄好了也就是一剂桂枝汤而已。

◎产后中风发热，面正赤，喘而头痛，竹叶汤主之。

竹叶汤方

竹叶一把　葛根三两　防风　桔梗　桂枝　人参　甘草各一两

附子一枚（炮）　大枣十五枚　生姜五两

上十味，以水一斗，煮取二升半，分温三服，温覆使汗出。颈项强，用大附子一枚，破之如豆大，煎药扬去沫。呕者，加半夏半升（洗）。

先抓典型证，条文比较简略，面色红，这是热证的单一证；中风而喘，可以理解为汗出而喘，这也有热证的嫌疑。至于阴寒证，没有体现出来。方中用了炮附子、生姜、桂枝。存疑。

◎妇人乳中虚，烦乱呕逆，安中益气，竹皮大丸主之。

竹皮大丸方

生竹茹二分　石膏二分　桂枝一分　甘草七分　白薇一分

上五味，末之，枣肉和丸，弹子大，以饮服一丸，日三夜一服。有热者，倍白薇；烦喘者，加柏实一分。

这个方子也驳杂，且理法不清晰，疑为后人所增。
白薇能清热，且能滋养津液。

◎产后下利虚极，白头翁加甘草阿胶汤主之。

白头翁加甘草阿胶汤方

白头翁　甘草　阿胶各二两　秦皮　黄连　柏皮各三两

上六味，以水七升，煮取二升半，内胶，令消尽，分温三服。

白头翁汤常用于痢疾的治疗，加甘草和阿胶则适用于津液虚和阴虚阳亢的情况。痢疾有一种是血痢，便有可能用到这个方子。

附方 《千金》三物黄芩汤

◎治妇人在草蓐，自发露得风，四肢苦烦热。头痛者，与小柴胡汤；头不痛，但烦者，此汤主之。

黄芩一两　苦参二两　干地黄四两

上三味，以水八升，煮取二升，温服一升。多吐下虫。

这个方子是以清湿热为主，兼祛瘀血。苦参很苦且味厚重，有祛湿热和祛下焦瘀堵的作用。这个方子和下一个方子条文里都注明是出自唐代孙思邈的《千金》这本书。

《千金》内补当归建中汤

治妇人产后虚羸不足。腹中刺痛不止，吸吸少气，或苦少腹中急，摩痛，引腰背，不能食饮。产后一月，日得服四五剂为善。令人强壮，宜。

当归四两　桂枝三两　芍药六两　生姜三两　甘草二两　大枣十二枚

上六味，以水一斗，煮取三升，分温三服，一日令尽。若大虚，加饴糖六两。汤成内之于火上暖，令饴消。若去血过多，崩伤内衄不止，加地黄六两，阿胶二两，合八味，汤成内阿胶。若无当归，以芎䓖代之；若无生姜，以干姜代之。

这个方子是小建中汤加上当归祛瘀血，治产后虚弱。

【历代名家医案范例】

（一）

工人妻，年三十许，娩后十余日，恶露已尽，偶因感冒夹食，腹及胁痛。

医者疑瘀血为患，以破血、降气药与之，不效。继更数医，率用桃仁、红花、三棱、莪术等品，愈治愈剧。一日医用桃仁承气煎好，进服 1 杯，即昏聩妄语。

延诊，脉如蛛丝不绝，气息奄奄，手足如冰，汗出，面上黑气满布，口唇惨白，舌苔黑滑，即用大剂通脉四逆冷服，一帖苏醒，厥回汗止，改用大剂附子理中汤，三帖，遂霍然已。

（萧琢如）

（二）

城南妇人，腹满身重，遗尿，言语失常。他医曰："不可治也，肾绝矣。"其家惊忧无措，密召予至，是医尚在座。乃诊之曰："何谓肾绝？"医家曰："仲景谓溲便遗失，狂言，反目直视，此谓肾绝也。"予曰："今脉浮大而长，此三阳合病也。胡为肾绝？仲景云：腹满身重，难以转侧，口不仁，谵语，遗尿，发汗则谵语，下之则额上生汗，手足厥冷，白虎证也。今病患谵语者，以不当汗而汗之，非狂言反目直视，须是肾绝脉，方可言此证。"乃投以白虎加人参汤，数服而病悉除。

（许叔微）

按：治病不先凭脉辨阴阳，大方向很难准确。古今医家失于此处者多矣。

这是全书最后一章，讲妇人杂病。

◎妇人中风，七八日续来寒热，发作有时，经水适断，此为热入血室，其血必结，故使如疟状，发作有时，小柴胡汤主之。

"妇人中风"，中风为太阳病之证型。

"续来寒热，发作有时，经水适断"，此"寒热"可作往来寒热解。月经是一个里证，本质上是里之瘀堵。此时人体既要往外排邪，又要往里排邪，两头难以兼顾，便有可能在半表半里之间出入。

"热入血室，其血必结，故使如疟状，发作有时，小柴胡汤主之。"既然能量难以兼顾，月经便断了，说是热邪入了子宫，血就结住了。三阳合病治从少阳，所以处小柴胡汤。多以小柴胡汤为经期感冒的经验方，便是基于人体的这个原理。当然各种情况都有可能发生，随证治之就好。

◎妇人伤寒，发热，经水适来，昼日明了，暮则谵语，如见鬼状者，此为热入血室，治之无犯胃气及上二焦，必自愈。

这里说的"昼日明了，暮则谵语，如见鬼状者"为承气汤证。又说自愈的前提是"无犯胃气及上二焦"，也就是不要用药物调集能量到中上焦去排邪，就有可能自愈。用药若不明人体的排病途径，还不如不用，用了反而迁延难愈。

◎妇人中风，发热恶寒，经水适来，得七八日，热除脉迟，身凉和，胸
　胁满，如结胸状，谵语者，此为热入血室也。当刺期门，随其实而
　取之。
　阳明病，下血谵语者，此为热入血室，但头汗出，当刺期门，随其实
　而泻之。濈然汗出者愈。

这里讲的是针刺之法。

◎妇人咽中如有炙脔，半夏厚朴汤主之。

半夏厚朴汤方

半夏一升　厚朴三两　茯苓四两　生姜五两　干苏叶二两

上五味，以水七升，煮取四升，分温四服，日三夜一服。

半夏厚朴汤的典型证是咽中异物感，嗓子里面像粘着一块炙肉一样，吐
不出来又咽不下去，这是痰气之结。妇人爱生气所以容易产生这种痰气之结，
用药既有治痰又有理气。当然不限于妇人，男女都有可能发生这种情况。此
方又多用于咳嗽的治疗，适用于情况模糊，痰饮气滞都有一点的咳嗽。

◎妇人脏躁，喜悲伤欲哭，象如神灵所作，数欠伸，甘麦大枣汤主之。

甘草小麦大枣汤方

甘草三两　小麦一斤　大枣十枚

上三味，以水六升，煮取三升，温分三服。亦补脾气。

脏躁，这不是一个具体的病名，"喜悲伤欲哭，象如神灵所作，数欠
伸"，当为一种情绪和能量不稳定的综合征。比如情绪多变，莫名其妙说哭
就哭起来，或形神散乱，躁动多言，喜怒无常，眼神表情过于丰富。我碰到

过一例极端的，一搭脉她就神魂不定，脉象大乱，她自己也不好意思，休息一会还这样，换一个人摸脉也这样，最后只得放弃。这类人常有容易见神见鬼的，有通灵体质的，即所谓"如神灵所作"。这类人多见甲状腺和心脑神经系统的疾病。

方中的甘草和大枣是取其稳定的作用。若加龙骨、牡蛎、灶心黄土、紫石英、朱砂之类，镇定作用更强。

主药是小麦。小麦能长出一根极长而锐利的针芒，可见升发之力之强。这个药秉清阳之气，可升浮开郁祛邪僻。

我们来比较一下甘麦大枣汤和百合地黄汤。证很类似，百合地黄汤也有情绪之鬼使神差，"常默默，欲卧不能卧，欲行不能行"，"如寒无寒，如热无热"，"如有神灵者"，百合亦有清正之香气。百合地黄汤的整体势能偏稠沉，适合往下排邪；甘麦大枣汤的整体势能偏清扬，适合往上散邪。

◎妇人吐涎沫，医反下之，心下即痞，当先治其吐涎沫，小青龙汤主之。涎沫止，乃治痞，泻心汤主之。

此条言上病上治，下病下治之理。涎沫为上焦水饮，小青龙汤主之。若误用下法成痞，随证治之，先小青龙，后泻心汤。

◎妇人之病，因虚、积冷、结气，为诸经水断绝，至有历年，血寒积结，胞门寒伤，经络凝坚。

在上呕吐涎唾，久成肺痈，形体损分；在中盘结，绕脐寒疝；或两胁疼痛，与脏相连；或结热中，痛在关元，脉数无疮，肌若鱼鳞，时着男子，非止女身。在下未多，经候不匀，冷阴掣痛，少腹恶寒；或引腰脊，下根气街，气冲急痛，膝胫疼烦。奄忽眩冒，状如厥癫，或有忧惨，悲伤多嗔，此皆带下，非有鬼神。

久则羸瘦，脉虚多寒。三十六病，千变万端。审脉阴阳，虚实紧弦，行其针药，治危得安，其虽同病，脉各异源，子当辨记，勿谓不然。

此段总论妇人治病多因津血虚，寒邪积聚，气结造成。此类郁结亦可以各种瘀堵之形态结于周身上下，千变万端，非止一处，并且致人羸瘦，牵连情志。男子亦然，非止女子。审明阴阳虚实，随证治之即可。

◎问曰：妇人年五十所，病下利，数十日不止，暮即发热，少腹里急，腹满，手掌烦热，唇口干燥，何也？师曰：此病属带下。何以故？曾经半产，瘀血在少腹不去，何以知之？其证唇口干燥，故知之。当以温经汤主之。

温经汤方

吴茱萸三两　当归二两　芎藭二两　芍药二两　人参二两　桂枝二两　阿胶二两　生姜二两　牡丹皮二两（去心）　甘草二两　半夏半斤　麦门冬一升（去心）

上十二味，以水一斗，煮取三升，分温三服。亦主妇人少腹寒，久不受胎，兼取崩中去血，或月水来过多，及至期不来。

温经汤是治瘀血的方子。这里的"病下利"，有可能是下血之误。如果是下利，加上傍晚发热，腹急腹满，手烦唇燥，这是一个典型的承气汤证。由此可见，亦没有哪个证是专属哪种瘀堵的，比如肌肤甲错是典型的瘀血证，有没有可能是水饮痛脓造成，或是阴证造成，临证上都是有的。这里也一样，这些证只说明里有瘀堵，再与下血合参，那就是瘀血证了。所谓典型证只是指向某种情况概率高的证，不是绝对的，人体没有绝对之理。

这个方子比较驳杂，祛瘀、建中、滋阴的药都有。如果是瘀血在下焦，随证加一点酒大黄效果会更好。

吴茱萸是主药，用量很大，三两。这个药极苦，且辛温，用几克就难以下咽。前面讲过这个药能破胃中之实，尤其擅长偏寒之实，其实以这个药的酷烈，何止破胃中之实，它彻下通上，可以将整个瘀堵的局面大力破开。在临证的时候常见这种病人，晦暗沉浊，看上去满身负能量，一问证简直是瘀堵大全，这时候除了常规的祛瘀之外，有可能需要一个峻烈的药破开百年之冻土，这就可以考虑用吴茱萸。条文里说的是产后所留之瘀血，却在五十来岁闭经前后才来排，亦可见是积年久病。吴茱萸这个药于心血管堵塞、神经堵塞、脑部疾病、脏器结滞也多有应用。

◎带下，经水不利，少腹满痛，经一月再见者，土瓜根散主之。

土瓜根散方

阴肿亦主之。

土瓜根　芍药　桂枝　䗪虫各三两

上四味，杵为散，酒服方寸匕，日三服。

这个方子是祛瘀血的。

◎寸口脉弦而大，弦则为减，大则为芤，减则为寒，芤则为虚，寒虚相搏，此名曰革，妇人则半产漏下，旋覆花汤主之。

旋覆花汤方

旋覆花三两　葱十四茎　新绛少许

上三味，以水三升，煮取一升，顿服之。

新绛到底是何物历来有争议。从条文来看，旋覆花是开气结的，葱解表，既说是血漏所致的芤革之脉，新绛当有补津血和祛瘀血的功效。

◎妇人陷经，漏下黑不解，胶姜汤主之。

所谓"陷经"，当为气机下陷证，且下黑色的瘀血。寒瘀所致的可能性大。胶姜汤，顾名思义当为升阳滋阴祛瘀之方。

◎妇人少腹满如敦状，小便微难而不渴，生后者，此为水与血俱结在血室也，大黄甘遂汤主之。

大黄甘遂汤方

大黄四两　甘遂二两　阿胶二两

上三味，以水三升，煮取一升，顿服之，其血当下。

甘遂治水结，大黄合阿胶治血结，此所谓"水与血俱结在血室也"。

◎妇人经水不利下，抵当汤主之。亦治男子膀胱满急，有瘀血者。

抵当汤方

水蛭三十个（熬）　虻虫三十枚（熬，去翅足）　桃仁二十个（去皮尖）　大黄三两（酒浸）

上四味，为末，以水五升，煮取三升，去滓，温服一升。

抵当汤是下瘀血方，可参看《大医至简——刘希彦解读伤寒论》。

◎妇人经水闭，不利，脏坚癖不止，中有干血，下白物，矾石丸主之。

矾石丸方

矾石三分（烧）　杏仁一分

上二味，末之，炼蜜和丸枣核大，内脏中，剧者再内之。

◎妇人六十二种风，及腹中血气刺痛，红蓝花酒主之。

红蓝花酒方

红蓝花一两

上一味，以酒一大升，煎减半，顿服一半。未止，再服。

偏方待考证。

◎妇人腹中诸疾痛，当归芍药散主之。

妇人腹中痛，小建中汤主之。

问曰：妇人病，饮食如故，烦热，不得卧而反倚息者，何也？师曰：此名转胞，不得溺也。以胞系了戾，故致此病。但利小便则愈，宜肾气丸主之。

肾气丸方

干地黄八两　薯蓣四两　山茱萸四两　泽泻三两　茯苓三两

牡丹皮三两　桂枝一两　附子一两（炮）

上八味，末之，炼蜜和丸梧子大，酒下十五丸，加至二十五丸，日再服。

主证是"不得溺"，说是"转胞"引起，多指膀胱和尿道的形状位置有改变，所以小便不通。且有烦热，上热下寒，所以用肾气丸。

【历代名家医案范例】

周姓妇，年三十许，产后已逾两月，忽心中烦热，气短，不能安枕，欲小便不得，腹胀满，杂治半月，益剧。幸饮食如常，脉之弦缓。一医欲与五苓散，余曰："当用肾气丸。"《金匮》曰："妇人烦热不得卧，反倚息，此名转胞，不得溺也，肾气丸主之。"

主人正检前方中有五苓散。即疏肾气丸与之，一服知，再服愈。

（萧琢如）

蛇床子散方

温阴中坐药。

蛇床子仁

上一味，末之，以白粉少许，和令相得，如枣大，绵裹内之，自然温。

蛇床子是止痒祛湿热的药，可外用亦可内服。

◎ 少阴脉滑而数者，阴中即生疮，阴中蚀疮烂者，狼牙汤洗之。

狼牙汤方

狼牙三两

上一味，以水四升，煮取半升，以绵缠筋如茧，浸汤沥阴中，日四遍。

◎ 胃气下泄，阴吹而正喧，此谷气之实也，膏发煎导之。

小儿疳虫蚀齿方

雄黄　葶苈

上二味，末之，取腊月猪脂熔，以槐枝绵裹头四五枚，点药烙之。

偏方待考证。

［附］ 如何完成一次深度而准确的经方问证

在诊疗的时候，第一步是取脉象。要注意，让病人平静下来之后再去取脉。病人可能刚走了路，呼吸比较急促，脉象是不准的。病人可能刚刚去打了一个电话，心情比较激动，脉象也是不准的。另外，在取脉刚开始的一分钟，脉象也有可能轻微不准，一个人突然被扣住手腕，心理素质差一点的就会产生情绪波动，这个脉象也会略有偏差。这些问题对于初学者尤其要注意，因为取脉功夫还没那么高，稍有偏差就更容易误判。

一般来讲是取完脉象之后再进入问诊阶段。问诊的时候，先要跟病人说清楚你所问的是当下证。什么叫当下证？就是急性症状以当天为准，当天热退了就是退了。慢性的症状以近两三天为准。比如说肋痛腰痛，这两天已经不痛了，那就是不痛了。很多病人说自己痛，再一问是半个月以前痛过，若不问清楚就容易引起误诊。《伤寒论》里说"随证治之"，指的是随当下证论治。

我的习惯是先问半表半里。半表半里是需要感知力的，比如说是不是上半身热下半身冷，或者一会热一会冷，这些情况病人是需要想一想的。相对而言，便不便秘，发不发热，身上痛不痛之类的表里证比较容易感知。再者，病人一般对于前面几个问题回答比较仔细，往后配合度会变低，回答相对粗糙。鉴于这种状况，我个人的习惯是先问半表半里。

表证、里证、半表半里证这三个层面，以及水饮、气滞、血瘀、食瘀等主要的瘀堵都要问到，不可偏废。人体呈现出来的状况常常很驳杂，什么都可能有一点，什么都去管就不叫治病了，那叫乱枪打鸟，疗效也不会好。一般来讲，我们治病的原则是抓大局，找主要的方面。主要情况只有一个，那就从这一个下手；主要情况有两个，最多三个，也可以同时处理，但不可能什么都去管。既然要抓大局，就应该问全面些，还要问到这些症状的严重程度。

比如问病人汗不汗出，说有；问口不口苦，说有。汗出指向太阳，口苦指向少阳。再问口苦严重吗，说不明显；汗出严重吗，汗出很多。哪个是主要问题？该从哪里下手？不问程度，就没办法抓大局，治疗效果就不会好。

还有些症状病人是鉴定不清楚的，就要仔细地与病人沟通，并细致观察，才能把握准确的状况。比如问病人心不心烦，病人很难鉴定自己是不是心烦。有很多容易心烦的常常会说我不烦，我心态很好，能信吗？这是基于他自己的标准。有些人平时心态很好，但是最近遇到一点小小的事情，他会觉知到有点心烦，其实他比起那些真正容易心烦的差很远。这就要辅助观察，看病人的表情和性格，眉宇紧锁，满脸焦躁的人是看得出来的，一个面容平静、心态平和的人也是看得出来的。因此不能单凭病人的主诉去判断。

甚至于头晕也会说错。现在的人运动少，睡得晚，吃得又油腻，有些头晕头昏是常有的，习惯了之后，也就不太能感觉到了。这样的症状就需要问得仔细一点，引导病人好好感知一下。因为你是专业的医生，天天治病，病人可不是专业的病人，他没有天天跑医院。再比如，问小便多吗，怎么鉴定，病人没有标准。你可以告诉他，一个上午两到三次小便是比较正常的，如果少于或多于这个次数可能就不正常。前提是你自己要知道这个标准。夏天出汗多，一上午一两次是正常的；秋冬天出汗少，一上午两三次也是正常的。

不要怕烦琐，功夫是越细致越好。打群架不需要这样的精细功夫，但高手过招，失之毫厘谬以千里。学经方若想成为治愈率高，能治疑难病的高手，就不要忽略这样的精细功夫。

一些不常见的症状，要给病人时间去思考和感受。比如问心下痞和肋下痛，比较严重的时候，病人直接能够感受到，不太严重的情况，病人感知会不明确，这就需要借助触诊，用手按一下他的心下和肋下的位置，看会不会有不舒服的感觉，很多病人借由触诊才能感知到。日本人用经方很重视触诊按诊，发展出了专门的学科。

触诊的力度也要有训练，无论是肋下还是心下，如果重按的话都会痛。有些医生按这个位置按得很重，病人肯定会说痛的。所以，要以常态按下去不痛的力度去做，这样得出的答案才会准确。

做一个木匠，都要崇尚匠人精神，何况是治病这样关乎人命的事情。所以要每一个细节都推究到。有些人问证不全面，哪个证为主哪个证为次也不清楚，情况复杂一点的就容易误判。

有的病人会敷衍你，甚至试图主控你跟着他的思维走。这时候就要察觉到你的取证可能会遇到障碍，就需要用一些方法让病人配合。

问证是没有那么容易的，需要觉知和长期的训练。问证之前取脉，问完证之后要再取一次脉。这一次取脉有两个任务。第一个是看看现在的脉象和你之前取到的是不是一样。记个号码还要检查一遍，何况取脉。如果你两次取脉的情况大致一样，说明取的脉象是真实的。如果不一样，那就要再仔细推究。一般来讲，以第二次为准。因为第二次取脉，病人状态与刚坐下的时候比相对稳定。另外，第二次取脉是在开方子之前，这就关系到用药剂量。比如说，有热就要开生石膏；阴证就要开附子。有多热，有多阴？之前摸的脉记忆有些模糊了，再仔细推求一遍强弱快慢的程度，就可以定剂量了。

这样下来，一次完整的问证过程就算圆满了。学过《伤寒论》的都知道，哪怕大部分症状都一样，有一个症状不同，方子就变了；症状一样，脉象不一样，方子也变了。医圣张仲景传授就是这样的变化之道，细致功夫。都知道中医的灵魂是辨证施治，重在一个辨字。如果取证都不细致和准确，如何谈得上辨证的功夫？